LUMIRAS
SCHÖNHEITS BUCH

Allinti

© 2013 Allinti Verlag GmbH, Allschwil
Umschlaggestaltung: Guter Punkt, München
Fotos Gemüse-Freisteller: shutterstock
Alle übrigen Fotos: Allinti Verlag und/oder Lumira privat
Künstlerische Darstellungen auf den Kapiteleingangsseiten: Lumira
Illustrationen: Markus Weber, Guter Punkt, München
Layout und Satz: Guter Punkt, München
Druck und Bindung: Print Consult, München
ISBN 978-3-905836-17-2

Alle Rechte vorbehalten.

www.allinti.ch

LUMIRAS SCHÖNHEITS BUCH

Strahlendes Aussehen durch Mentalübungen
und gesunde Kosmetik aus Natur und Garten

Allinti

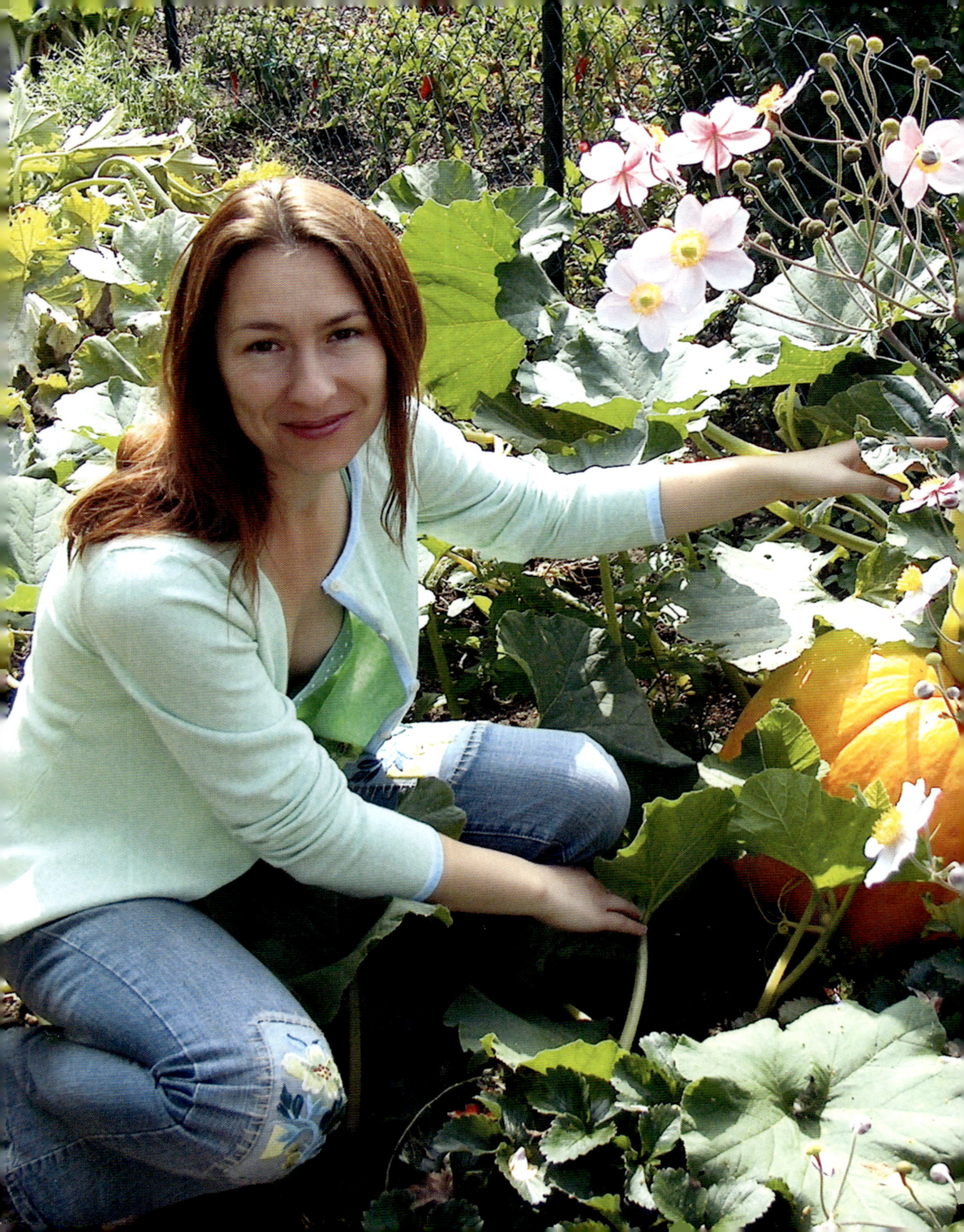

INHALT

Wie dieses Buch entstand   7

Einführung   9

Mein junges Gesicht   17

Mein wunderschöner Körper   67

Meine weiblichen Brüste   103

Mein volles und glänzendes Haar   127

Ernährung für die Schönheit   149

Mein tägliches Fitnesstraining   195

Schlusswort   203

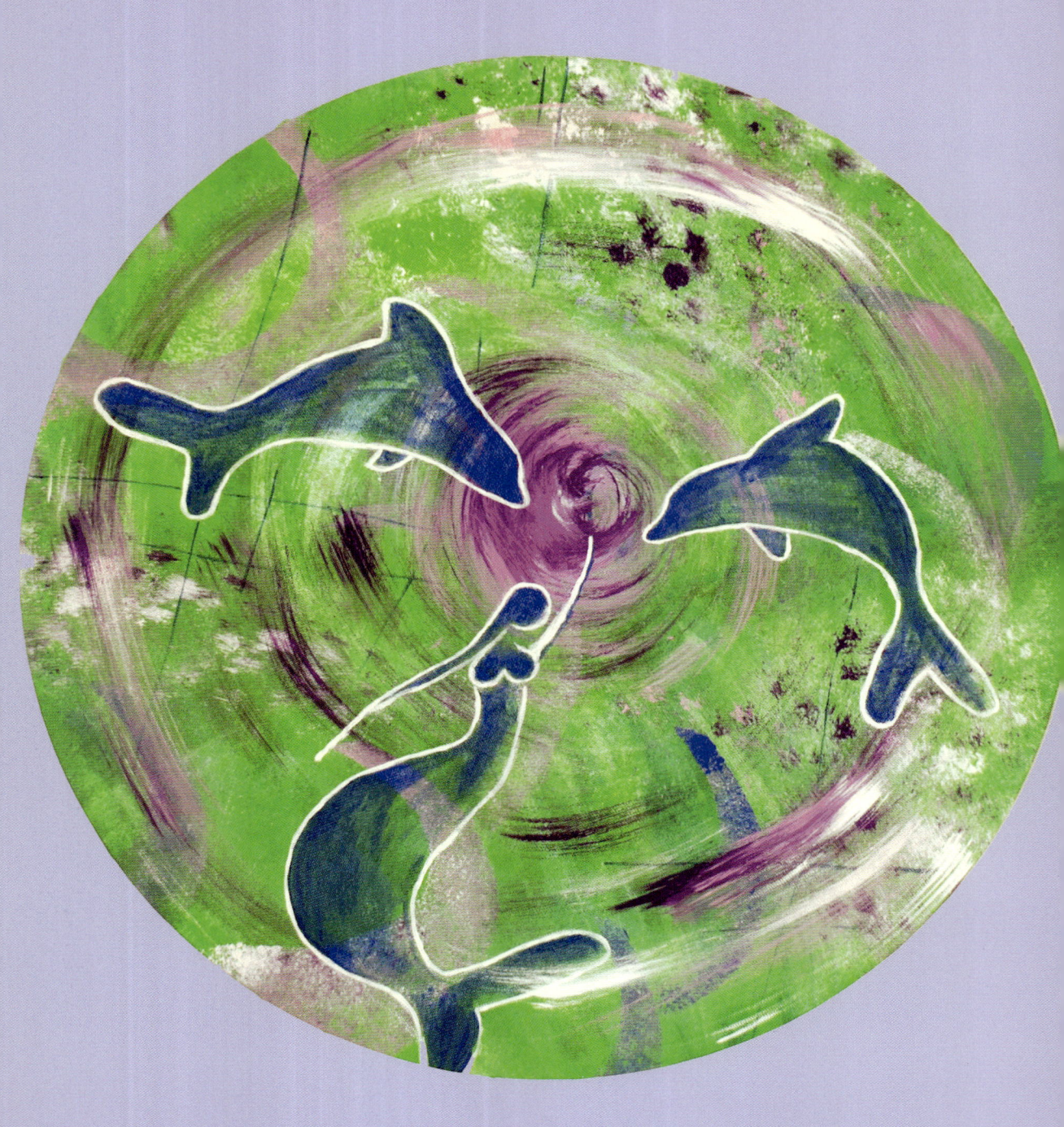

WIE DIESES BUCH ENTSTAND

Von selbst wäre ich wohl nie darauf gekommen, dieses Buch zu schreiben. Aber da waren diese vielen E-Mails. Und die ständigen Fragen meiner Seminarteilnehmer. Immer wieder wollten sie wissen: »Lumira, welche Kosmetikmarke benutzt du?« Wenn ich aber antworte, dass ich keine Kosmetik kaufe, ist das Erstaunen groß. Und es wird noch größer, wenn ich sage: »Was ich nicht essen kann, kommt nicht auf meine Haut und mein Haar!« Dann sind alle neugierig und wollen es ganz genau wissen. Also habe ich mich schließlich »breitschlagen« lassen, wie man auf Deutsch so schön sagt. Aber dann ist mir das Schreiben doch ganz leicht gefallen. Und jetzt stelle ich fest: Ich liebe dieses Buch! Für mich als Frau ist es einfach wunderbar, so etwas schreiben zu dürfen: meine eigene Sammlung der Rezepturen und Übungen für natürliche Schönheit und Gesundheit. Ich danke allen Menschen, die mich dazu gebracht haben, von ganzem Herzen!

Herzlichst

Lumira

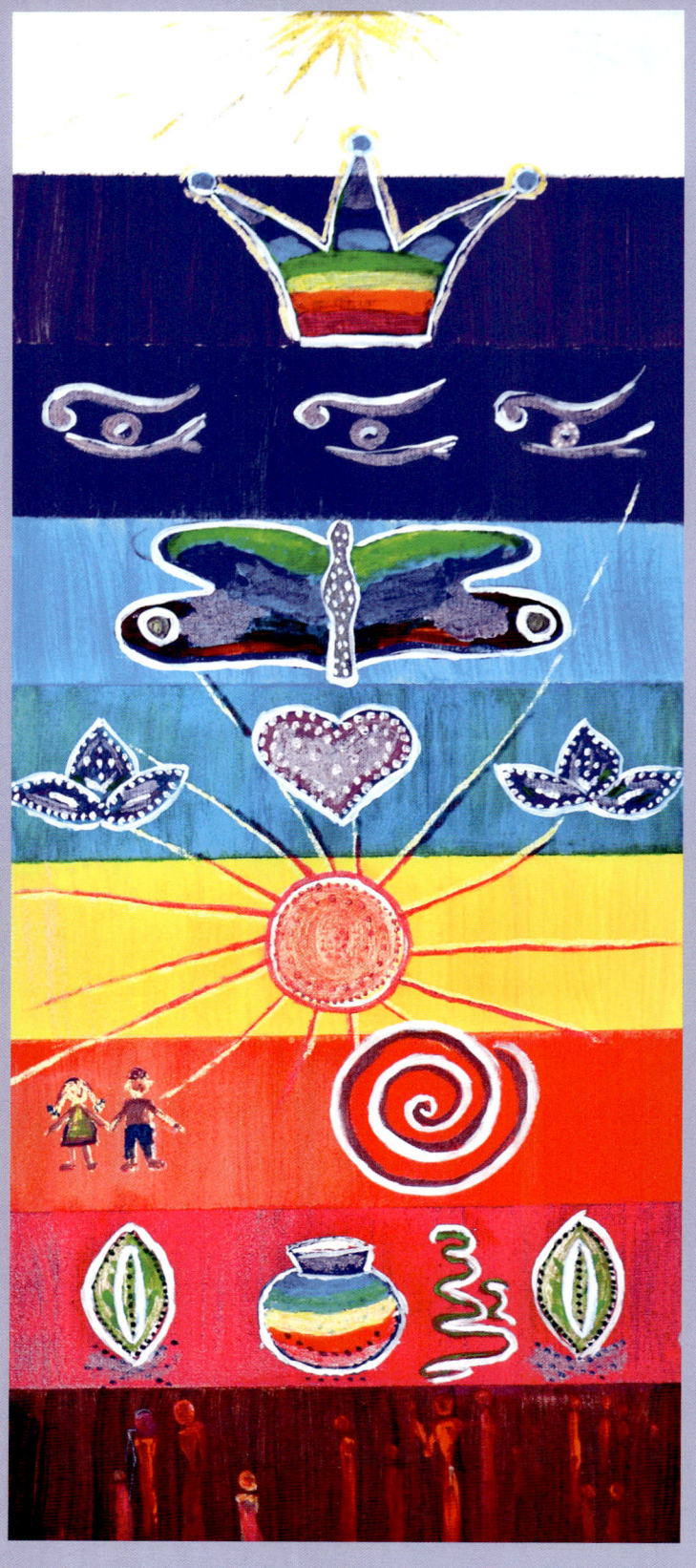

EINFÜHRUNG

Diejenigen, die meine früheren Bücher gelesen haben, können diese Einleitung getrost überspringen. Ich weiß, dass ich mich damit ein bisschen wiederhole. Aber ich finde es doch wichtig, dass diejenigen, die mich noch nicht kennen, etwas über meine Herkunft und meinen Werdegang erfahren. Denn ich weiß auch, dass die Art und Weise, wie ich mit manchen Dingen umgehe, ungewöhnlich ist. Es hat schon etwas mit meiner Herkunft zu tun. Ich bin in Kasachstan geboren und aufgewachsen. Dort habe ich von meiner Babuschka, die eine Schamanin und Kräuterkundige war, eine intensive Ausbildung erhalten, wie man sie in Europa nicht kennt. Ich war sehr lange ihre Schülerin, sogar über ihren Tod hinaus. Zu diesem Zeitpunkt war ich schon selbst Schamanin und hellsichtig. Mein Onkel, der in der Ukraine ein sehr bekannter Geistheiler war, bildete mich als Heilerin aus.

Als junge Frau kam ich nach Deutschland. Hier lernte ich viele neue spirituelle Methoden kennen. Aber alles, was ich heute auf diesem Gebiet praktiziere und lehre, wurzelt in dem unerschöpflichen Reichtum der Traditionen meiner Heimat. Es ist und bleibt die Grundlage meiner Arbeit – ob als Schamanin, Hellsichtige oder Heilerin, ob es dabei um Aura, Chakren, Energiefluss, Zukunftsfelder oder die geistigen Wesenheiten um uns herum geht. All das nutze ich für meine Arbeit und Forschung. Ich untersuche nicht nur, wie etwas auf unseren physischen Körper, sondern auch auf unsere verschiedenen feinstofflichen Körper wirkt. Alles, was wir berühren, findet eine energetische Resonanz in uns. Ich nehme das sehr genau wahr. Wenn ich mich vor dem Spiegel betrachte, sehe ich, wie nicht nur meine Haut, sondern auch meine Aura sich durch Ernährung und Hautpflege, im Grunde durch alle Stoffe der Umwelt

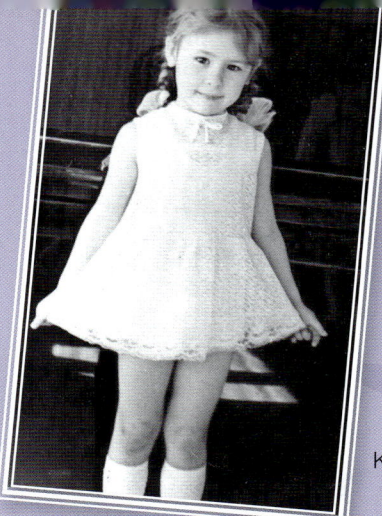
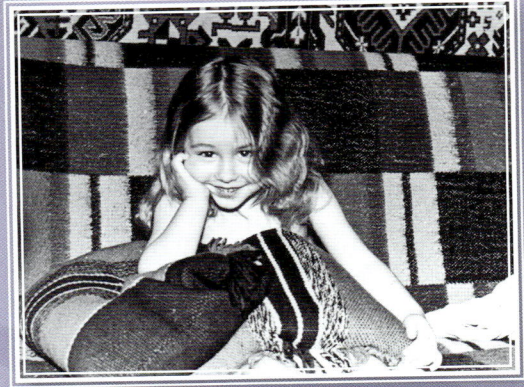

Kasachstan, 1971/72

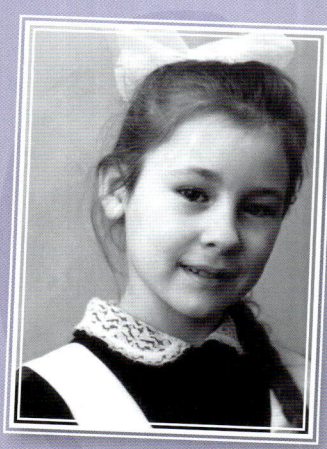
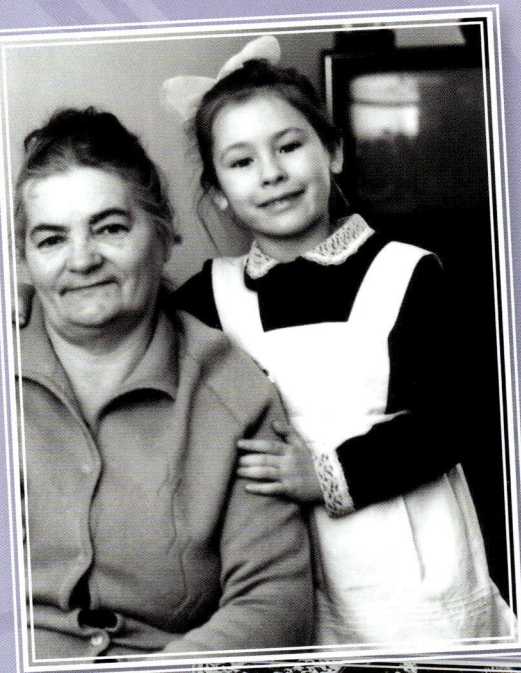

Bei der Einschulung und gemeinsam mit meiner Babuschka, von der ich so viel lernte

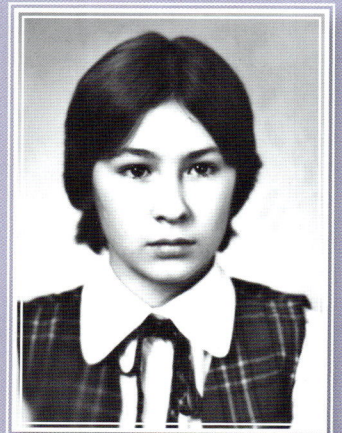
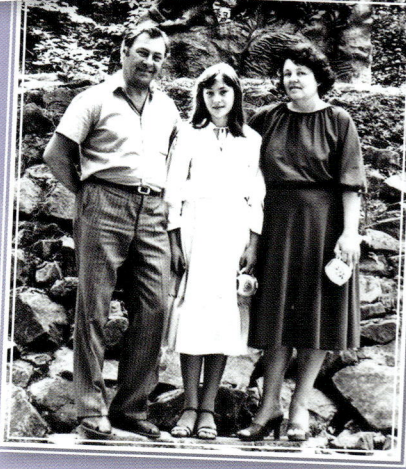

Im Alter von 13 Jahren, mit meinen Eltern

Mit 10 Jahren, jetzt in Odessa und ohne meine geliebte Babuschka

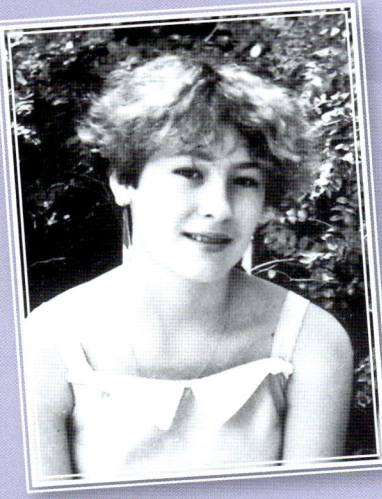

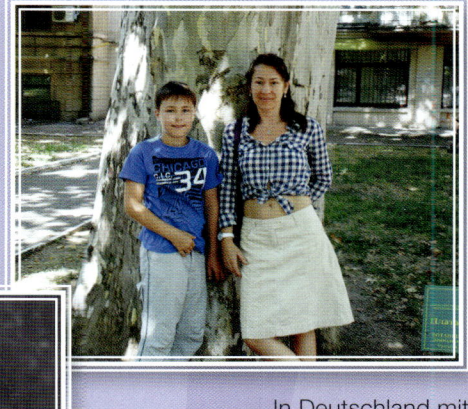

Als junge Frau – die Frisuren der 80er Jahre schlugen irgendwann auch bei uns durch

In Deutschland mit meinem Sohn Thomas

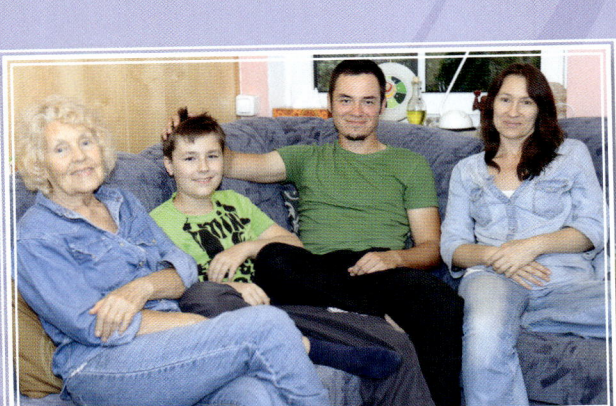

Mit meiner Mama, Thomas und meinem Neffen aus Moskau

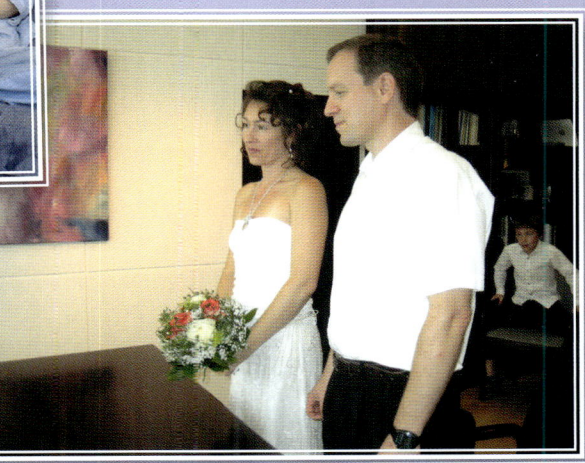

Am schönsten Tag meines Lebens, mit Nikolai

positiv oder negativ verändern. Zum Beispiel, wie chemische Produkte, die meine Haut stressen, auch mein feinstoffliches System beeinträchtigen und an seinen Kräften zehren. Das ist für mich ein Beispiel äußerer und innerer Resonanz: Wir sind ganzheitliche Wesen, und wenn man etwas auf der energetischen Ebene wahrnehmen kann, so gibt es parallel auch eine Wirkung auf der physischen Ebene und umgekehrt.

Als ich Anfang der 1990er Jahre aus der damaligen Sowjetunion nach Deutschland kam, war ich total verblüfft über die für mich schier unglaubliche Vielfalt aller möglichen Schönheitsmittel für Gesicht, Haare, Hände, Füße, den ganzen Körper. Alles duftete so gut, wirkte so fein und vielversprechend. Ich kannte das ja gar nicht! Und wurde davon verführt, wendete es bei mir selbst an, ausgesprochen großzügig sogar. Indem ich mich zu einer Ausbildung als Medizinische Kosmetikerin und Fußpflegerin entschloss, konnte ich meine persönlichen Interessen auch damit verbinden, möglichst rasch mit den hiesigen Menschen in Kontakt zu kommen. Nachdem ich meinen Abschluss gemacht hatte, eröffnete ich bei München einen Kosmetiksalon und führte diesen zwei Jahre.

Es war dies die Zeit, als ich meine mediale Fähigkeit unterdrückte und so sein wollte wie alle anderen. Ich lebte nicht nach meiner Intuition, sondern ließ mich von äußeren Eindrücken blenden. So kam es, wie es kommen musste: Meine Haut wurde immer problematischer, und die Abhängigkeit von verschiedenen Cremes wuchs beständig. Ich kann mich gut daran erinnern, dass ich ohne bestimmte Cremes für Füße, Hände und Gesicht gar nicht mehr sein konnte. Meine Haut hatte praktisch aufgehört, sich zu regenerieren und die nötigen Fette selbst zu produzieren. Sie wurde immer dünner und »älter«. Auch mein Haar wurde dadurch geschädigt. Von Natur aus voll und glänzend, wurde es immer weniger und immer matter, egal welche vollmundig beworbenen Haarshampoos und Haarpackungen ich benutzte.

Endlich wurde mir klar, dass dies nicht mein Weg war. Ich erinnerte mich daran, wie die Frauen in meiner Heimat ihre Körper pflegten und was sie für ihre Schönheit taten. Und ich verglich ihr Aussehen mit den Frauen, die mich jetzt umgaben. Weniger mit denen, deren Jugend sie von ganz allein schön erscheinen ließ, sondern mehr mit denen, die schon sichtbar dem Alterungsprozess ausgesetzt waren. Und ich stellte fest, dass sie fast alle wesentlich jünger waren als die Frauen mit ähnlichem Aussehen zu Hause.

Daraus konnte ich nur einen einzigen Schluss ziehen: Diese bewahrten ihr jugendliches Aussehen länger, nicht obwohl, sondern weil sie noch nicht durch die Fertigkosmetik verwöhnt waren. Sie hatten gar keine Wahl, als sich ihre Pflegemittel selbst herzustellen, mit ganz einfachen Zutaten. So besann ich mich auf die Pflegerezepte meiner Mutter und Großmutter. Ich integrierte sie wieder in meinen Alltag, statt mich auf industriell hergestellte Cremes und Shampoos zu verlassen. Ich vergleiche mich nicht gern mit anderen, aber ich muss mich nur selbst anschauen und finde: Das Resultat ist wunderbar. Natürliche, selbst hergestellte Kosmetik auf rein pflanzlicher Grundlage ist wirkungsvoller, billiger – und macht Spaß.

Mittlerweile bevorzuge ich ausschließlich Kosmetik aus Zutaten, die aus der Natur stammen, und bereite alles in meiner eigenen Küche zu. So ist immer alles frisch und garantiert ohne Konservierungsstoffe und irgendwelche Chemie. Und: Nur was ich auch essen könnte, benutze ich für meine Körper- und Schönheitspflege. Viele Rezepte in diesem Buch stammen aus meiner Kindheit, von meinen eigenen Omis. Andere habe ich aus allen möglichen

Richtungen übernommen und nach meinem Geschmack weiterentwickelt. Wieder andere habe ich ganz allein entwickelt. Das Wichtigste für mich ist, dass alles aus guten veganen Zutaten hergestellt wird und energetisch im Einklang mit dem ganzen Universum steht.

Nun wäre dies nicht mein Buch, wenn es hier nur um rein physische Dinge ginge. Wir können für unseren Körper sehr viel auf der physischen Ebene tun, und die Wirkung zeigt sich auch sehr bald. Aber wenn wir gleichzeitig die feinstofflichen Bereiche in uns ansprechen und auch an ihnen arbeiten, haben wir eine perfekte Methode, um unsere Schönheit zu steigern und zu erhalten. Darum findest du in diesem Buch zusammen mit Pflegerezepten auch Rezepte und Übungen für die feinstofflichen Körper. Ich habe neue mentale Techniken entwickelt, um die Hautstruktur zu verbessern, um die Brüste zu verschönern und die allgemeine Vitalität zu erhöhen. So ist dieses Buch in erste Linie für Frauen gedacht, aber auch Männer können davon profitieren.

Mit diesem Buch möchte ich meine Leserinnen und Leser inspirieren und zu eigenen kreativen Handlungen animieren. Es geht nicht nur um gutes Aussehen. Es geht um ein gutes Leben insgesamt. Darum, dass wir mehr wir selbst werden.

Durch die kreative Arbeit mit den Gaben der Natur finden wir wieder Zugang zu unserer Intuition. Wir beginnen aus innerem Impuls zu handeln, wir folgen der Stimme der eigenen Seele. Wir verbinden uns mehr und mehr mit der Natur, verwurzeln und verweben uns in die Matrix des Universums. Wir beginnen aus der Perspektive der Einheit und Ganzheit zu leben, wir werden zu Schöpfern unserer selbst!

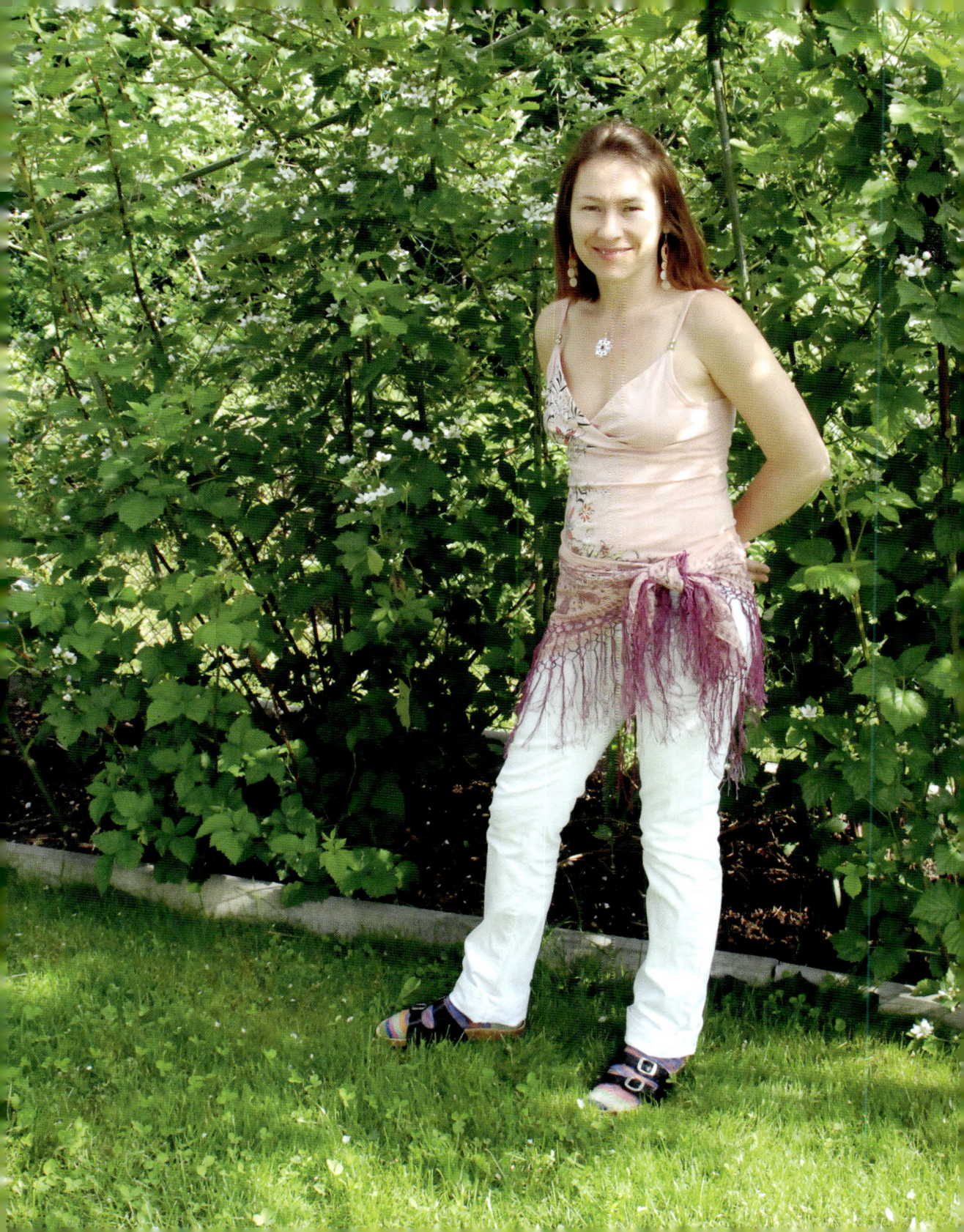

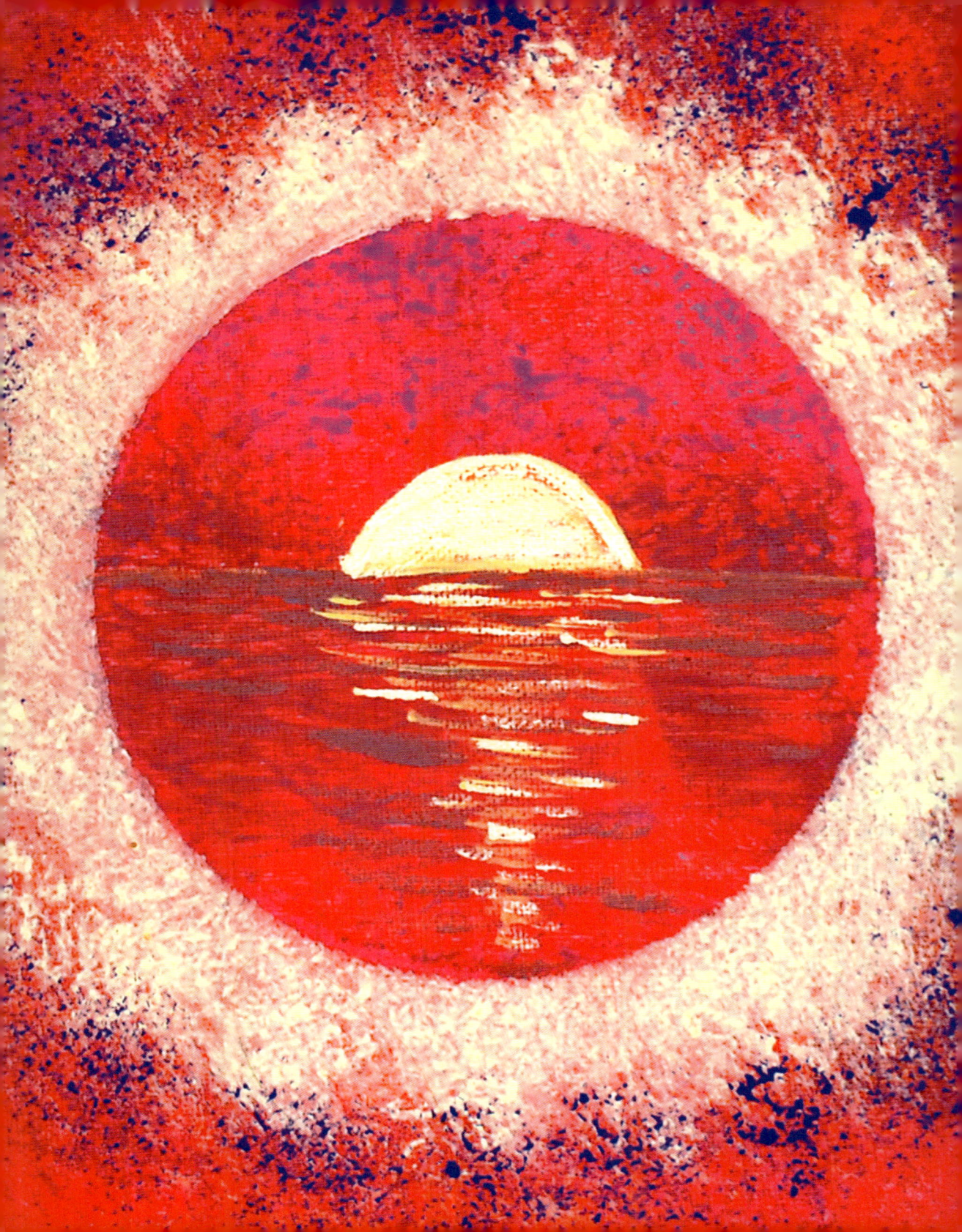

MEIN **JUNGES GESICHT**

Auf der energetischen Ebene habe ich dieses Thema bereits in meinem Buch *Du bist die Quelle des Lebens* detailliert behandelt. Und dabei erläutert, dass es wirklich kein reiner Schönheitswahn ist, sein junges Gesicht behalten zu wollen. Es ist ein sehr tiefer und natürlicher Wunsch, der Wunsch nach eigener Ganzheit.

Das junge Gesicht bleibt uns so etwa bis zum 25. Lebensjahr erhalten. Ab dann beginnt der Alterungsprozess, es kommen erste kleine Fältchen und Verfärbungen der Haut zum Vorschein. Mit den Jahren, wenn wir in den Spiegel blicken und die Veränderung sehen, erfüllt es uns mit Traurigkeit. Kein Mensch will ein runzeliges Gesicht, farbloses Haar oder Glatze bekommen, jeder möchte seine Ganzheit und Kraft behalten. In meinen früheren Büchern habe ich meine energetisch-feinstofflichen Methoden zur Verjüngung vorgestellt. In diesem Buch möchte ich konkrete Mittel und Wege aufzeigen, die vor allem den physischen Körper unterstützen. Durch die Zuwendung unserem Äußeren gegenüber nähren wir auch unsere inneren Kinder. Wir stellen uns selbst und unsere tiefsten Wünsche ins Zentrum unseres Lebens. So soll es auch sein. Je mehr Aufmerksamkeit und Liebe wir uns selbst schenken, desto stärker und präsenter sind wir auch für unsere Umwelt da!

UNSER ÄUSSERES IST DER SPIEGEL UNSERES INNEREN

Alle Erlebnisse und Gefühle, die wir haben, verwandeln sich in uns zu Erwartungen an das Leben. Und unsere Erwartungen an das Leben bestimmen mit über unsere Lebenserwartung, indem sie sich in unserem Gesicht und unserer Körperhaltung festsetzen, als Ausdruck des Alterungsprozesses. Von Jahr zu Jahr sammeln wir immer mehr energetische Strukturen in uns an, die unser wahres Ich verformen. Unverarbeitete Emotionen zeigen sich im Gesicht – die sogenannten Emotionsfalten entstehen und werden langsam, aber sicher tiefer und zahlreicher. Alles, was uns innen prägt, drängt nach Außen und zeigt sich als eine Landkarte unserer verwundeten Seele.

Nur wenn wir uns um den eigenen Körper zu kümmern beginnen und uns selbst Qualitätszeit widmen, können die inneren Wunden heilen. Dann erblüht auch unser gesamtes Äußeres in voller Pracht und Harmonie. Von daher wohnt für mich einer achtsamen und bewussten Körperpflege ein tiefer Sinn inne, denn durch sie erreiche ich auch meine innere Welt und kann etwas von außen nach innen bringen, es integrieren und heilen.

Wenn wir uns damit frühzeitig beschäftigen und entsprechend handeln würden, müsste unser Gesicht sich mit den Jahren nicht verändern, es könnte das ganze Leben lang ein junges Gesicht bleiben! Vorbeugen ist immer besser als Heilen, das weiß jeder. Aber nicht alle handeln danach. Vielleicht ist es sogar so gedacht, dass ein Mensch sich erst verlieren muss, um sich danach wieder selbst zu finden. So ging es mir, und ich weiß, dass auch meine Leser zum größten Teil Menschen genau wie ich sind: Wir alle mussten bereits Veränderungen in Gesicht und Körper

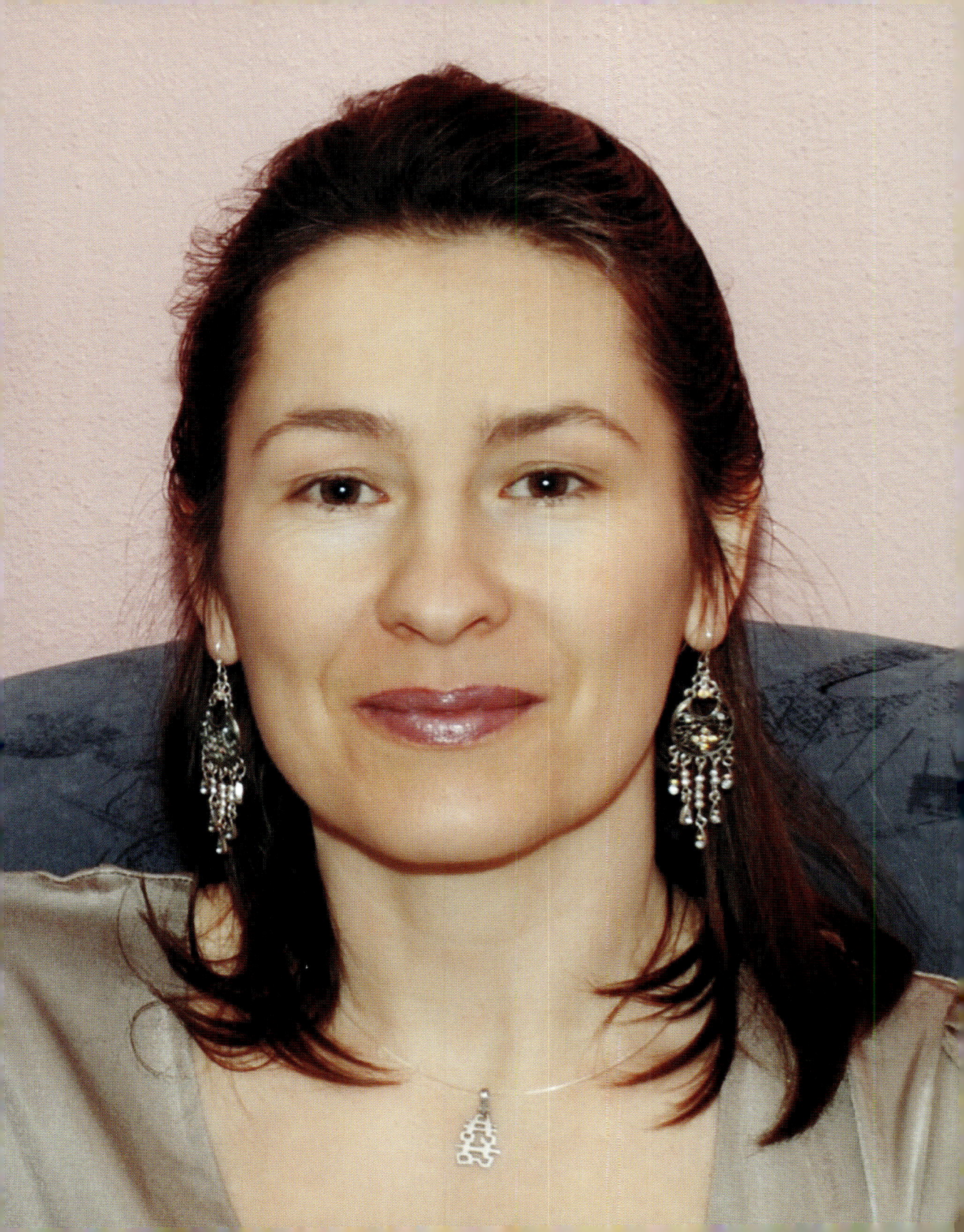

erleben, und für uns galt oder gilt es, das Geschädigte möglichst wieder zu heilen.

Die Heilung, die ich meine, ist nur durch bedingungslose Selbstannahme und durch vollkommene Selbstliebe möglich. Zuerst musst du in den Spiegel blicken und dir ganz ehrlich sagen:

»Ich nehme mich jetzt so an, wie ich bin, und ich liebe mich so, wie ich bin. Ich bin das Beste, was mir je passiert ist, und deshalb bin ich nun bereit, mich um mich selbst zu kümmern und mich mit meiner Zuwendung nähren!«

Versuche diese Worte nicht nur mit deinem Kopf, sondern mit deinem Herzen zu sprechen, so dass alles in dir diese deine Worte hört. Somit beginnt die Heilung. Denn Heilung bedeutet Ganzheit, und nur aus der Ganzheit entsteht die wahre Schönheit.

DER **SPIEGELTEST**

Bevor wir nun fortfahren, schauen wir doch erst einmal in den Spiegel, um festzustellen, wo wir gerade stehen. Nimm dazu einen Handspiegel – der soll allerdings so groß sein, dass du dein ganzes Gesicht darin sehen kannst. Betrachte dich darin, ohne zu bewerten und ohne etwas in deinem Gesicht abzulehnen. Es geht darum, das anzunehmen, was ist. Es ist so, wie es ist. Es ist dein Gesicht.

Als nächstes lege deinen Kopf in den Nacken und schau nach oben zur Decke. Dann nimm wieder den Spiegel und betrachte dich erneut. Das ist dein Gesicht, wie es vor etwa fünf Jahren ausgesehen hat.

Jetzt bücke dich etwas nach vorne, neige den Kopf zur Brust und blicke zu Boden. Schau wieder in den Spiegel. Das ist dein Gesicht, wie du es in etwa fünf Jahren haben wirst – insofern du nichts unternimmst und dich ab jetzt nicht um dich selbst und um die Weckung und Erhaltung deiner jugendlichen Kraft kümmerst.

Ich glaube, dieser Test war gerade sehr überzeugend. Solltest du Lust bekommen haben, etwas für dein Gesicht zu tun und dich um dich selbst zu kümmern, können wir das jetzt gemeinsam angehen.

Um unser junges Gesicht zu bewahren oder auch um es zurückzuholen, können wir mit großem Erfolg Energiearbeit, natürliche Gesichtspflege und Massagen anwenden. Es macht Sinn, auf mentaler und auf physischer Ebene gleichzeitig zu arbeiten. Dabei stützen wir uns auch auf die Technik der Visualisierung. Damit verstärken wir unser Ergebnis enorm. Also egal, was du gerade für dich tust: Denke an dein wunderschönes junges Gesicht, stelle es dir so vor, wie du es haben möchtest!

SEGEN DER **MASSAGE**

Das erste Werkzeug, das ich dir an die Hand geben möchte, ist die Selbstmassage. Selbstverständlich könnten wir zur Kosmetikerin gehen und uns mit einer Gesichtsmassage verwöhnen lassen. Aber wann warst du eigentlich das letzte Mal bei der Massage? Es ist doch so: Entweder haben wir keine Zeit dafür oder auch kein Geld. Aber Massage ist nun Mal etwas Wunderbares. Und etwas Notwendiges für unsere Gesichtsmuskeln. Am besten, wir geben es ihnen jeden Tag. Deshalb zeige ich dir hier gleich, wie ich selbst es mache. Es kostet mich ganze fünf bis zehn

Minuten am Tag. Meistens mache ich es vor dem Schlafengehen, nachdem ich mein Gesicht gereinigt habe.

Diese paar Minuten sind für mich eine gute Investition. Erstens weiß ich aus Erfahrung, dass die Massage meine Gesichtsmuskeln elastisch und jung erhält, dank erhöhter Durchblutung und Abtransportieren der Lymphe. Und zweitens streichle ich alle stressigen Emotionen, die sich tagsüber womöglich in meinem Gesicht eingelagert haben, einfach weg. Ich entspanne mich nicht nur äußerlich, sondern auch innerlich. Denn unsere Gefühle sind mit unserer Gesichtsmimik und Körperhaltung fest verknüpft. Auch Gefühle können zur Gewohnheit werden! Wenn wir dazu neigen, bei jeder Gelegenheit unzufrieden oder sogar zornig zu werden, wird es sich mit der Zeit in unserem Gesicht widerspiegeln. Durch Massage, Energieübungen und Meditationen können wir nicht nur unser Gesicht verschönern, sondern auch unseren emotionalen Zustand dauerhaft verbessern.

GESICHTS-**SELBSTMASSAGE**

Verwende ein hochwertiges Öl, zum Beispiel Jojobaöl, Sanddorn-Rosenöl, Nachtkerzenöl, Mandelöl, Weintraubenkernöl, Arganöl. Gib etwas davon auf deine Handfläche und verteile es auf deinem Gesicht, auch auf Hals und Dekolleté.

1. Lege deine Handflächen auf deine Stirn, ziehe beide Hände mit Druck bis zu den Schläfen und von den Schläfen seitlich zu den Wangen, dann den Hals hinunter bis zum Schlüsselbein. Wiederhole dies drei- bis sechsmal.

2. Lege deine Hände an die Wangen und ziehe sie kräftig bis zu den Ohren und dann über den Hals bis zum Schlüsselbein. Drei- bis sechsmal wiederholen.

3. Lege die Zeigefinger seitlich über die Lippen und die Mittelfinger darunter, zwischen Unterlippe und Kinn. Streiche mit festem Druck im Handwechsel zur Seite, bis zum Kiefereckknochen. Drei- bis sechsmal wiederholen.

4. Lege die Zeige- und Mittelfinger beider Hände an den inneren Ansatz der Augenbrauen und streiche fest über die Augenbrauen bis zu ihrem äußeren Rand. Von dort mit leichtem Druck nach unten bis unter die Augen streichen. Drei- bis sechsmal wiederholen.

5. Streiche abwechselnd mit den Handrücken zur Seite über Hals und Unterseite des Kinns. Drei- bis sechsmal wiederholen.

6. Lege die Hände über die Augen. Entspann dich. Dann streiche die Hände gleichzeitig zur Seite und ziehe sie mit Druck seitlich am Hals herunter bis zum Schlüsselbein.

7. Klopfe leicht mit den Fingern über dein ganzes Gesicht, über Hals und Dekolleté. Danach kannst du dein Gesicht mit Wasser abwaschen. Wenn du das Gefühl hast, dass deine Haut zu ölig ist, nimm etwas Hafermehl mit hinzu. (Siehe dazu: »Waschen mit Mehl«)

MASSAGE DER GESICHTS-SCHÖNHEITSPUNKTE

Die Massage geht weiter! Die Gesichts-Schönheitspunkte habe ich im Rahmen des Shiatsu kennengelernt und möchte nie wieder darauf verzichten, mit ihnen zu arbeiten.

Bevor du beginnst, denke daran, wie du aussehen möchtest. Wie sollte dein ideales Gesicht sein? Atme dieses Bild in dich hinein und beginne die Massage.

ÜBUNG

Vorbemerkung: Gedrückt wird immer mit den Kuppen der Finger.

1. Lege alle Finger bis auf die Daumen über den inneren Rand der Augenbrauen. Drücke fest und zähle bis sieben.

2. Das Gleiche, über der Mitte der Augenbrauen.

3. Das Gleiche, über dem äußeren Rand der Augenbrauen.

4. Das Gleiche, aber nur mit den Zeigefingern und über den äußeren Augenhöhlenknochen.

5. Das Gleiche, mit Zeigefingern an inneren Augenhöhlenknochen.

6. Das Gleiche, mit Zeige-, Mittel- und Ringfingern an oberen Augenhöhlenkochen.

7. Das Gleiche, mit Zeige-, Mittel- und Ringfingern an unteren Augenhöhlenkochen.

8. Das Gleiche, mit den Zeigefingern seitlich neben den Nasenlöchern.

9. Das Gleiche, mit einem Zeigefinger oberhalb der Oberlippe direkt unter der Nase.

10. Das Gleiche, mit einem Zeigefinger unterhalb der Unterlippe.

11. Lege alle Finger außer den Daumen seitlich oben an Kinn/Unterkiefer, die Daumen lege von unten in die Gegenposition. Dann drücken.

12. Lege die Zeigefinger hinter und die Mittelfinger vor die Ohrläppchen. Drücke wieder fest – aber zähle nur bis drei.

13. Lege einen Zeigefinger vorn am Halsansatz in die kleine Vertiefung des Brustbeins. Drücke fest und zähle nur bis drei.

Die energetischen Punkte kannst du gleich nach der Gesichtsmassage versorgen, wenn du dafür die Zeit und die Geduld hast. Du kannst diese Übung aber auch tagsüber nebenbei machen, was sehr stimulierend sein kann. Für die Gesichtsmassage brauchst du dagegen ein paar Minuten, in denen du ganz für dich sein kannst.

GESICHTSÜBUNGEN:
WIE UND WARUM

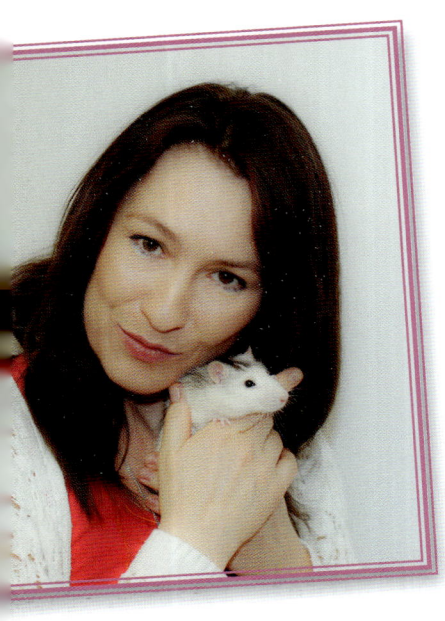

Ich halte nichts von stundenlangem Üben. Zum einen haben wir dazu weder die Zeit noch die Geduld. Zum anderen geht es auch nicht darum, dass wir im Gesicht Muskelaufbau wie Athleten betreiben. Sondern nur darum, der feinen Textur unserer Gesichtsmuskeln ausreichend Bewegung zu verschaffen, damit sie genügend durchblutet werden und locker bleiben.

Die nun folgenden Übungen mache ich meistens zwischendurch, ob zwischen meinen häuslichen Tätigkeiten oder als aktive Entspannung in einer Schreibpause. Für alle von uns gibt es diese kleinen Momente, wo wir Zeit für uns selbst haben und uns nur dazu motivieren müssen, sie zu nützen. Wer immer nur auf die günstigen Gelegenheiten wartet, um sich selbst Aufmerksamkeit zu schenken, wird nicht weit damit kommen. Es ist viel, viel besser und befriedigender, unseren gesamten Tagesablauf mit einem Mosaik aus kleinen und kleinsten Momenten der Achtsamkeit und Fürsorge für uns selbst zu »pflastern«. Ich versuche jede sich bietende Gelegenheit zu nutzen, um gezielt und bewusst etwas für mein junges Gesicht zu tun – und sei es noch so klein. Damit spare ich meine kostbare Zeit, und doch gebe ich mir eine tägliche Portion an bewusster Begegnung mit mir selbst. Nebenbei wird auch mein Geist wach und frei von Gedanken, die mich nicht aufbauen, sondern hinabziehen würden, wenn ich ihnen Raum gäbe.

Du musst dir nur immer wieder sagen und dich daran erinnern, dass es dein Privileg ist, etwas für deine strahlende Schönheit tun zu können. Und nach einer Weile gewöhnst du dich daran. Es wird ein wichtiger und selbstverständlicher Teil deines Alltag sein, genauso wichtig und selbstverständlich wie Zähneputzen. Und wenn du dann auch die positive Wirkung siehst, wird es für dich eine freudige Investition in dich selbst. Dagegen rate ich von zu vielem, vor allem zu langem Üben ab. Besonders am Anfang neigen manche dazu, zu übertreiben. Es sind auch meistens diejenigen, die bald wieder mit den Übungen aufhören. Nicht zu vergessen, dass man die Muskeln und die Haut im Gesicht schnell überstrapazieren kann. Hier ist eben alles so feingliedrig und empfindsam, dass jede Form von Übertreibung sich negativ auswirkt. Wichtig auch: Man sollte die Übungen nie mit reiner Routine erledigen. Auch das bringt nichts, sondern schadet mehr. Das gilt übrigens nicht nur fürs Gesicht, sondern für den ganzen Körper. Bewusst ausgeführte Übungen bringen einen viel größeren Effekt. Also bei jeder Übung auch geistig dabei sein und das fühlen und empfinden, was du tust! Und lieber weniger Wiederholungen, dafür jeden einzelnen Durchgang gescheit ausführen.

Ich beschreibe die Gesichtsübungen nacheinander so, dass es insgesamt eine harmonische Abfolge ergibt. Daran solltest du dich halten, falls du die ganze Übungsreihe am Stück ausführen möchtest. Ansonsten kannst du Übungen, die dir besonders liegen, auch einzeln und zwischendurch im Alltag ausführen.

MEINE **LIEBLINGSGESICHTSÜBUNGEN**

Bevor du beginnst, schließe deine Augen und denke daran, wie du aussehen möchtest. Wie sollte dein ideales Gesicht sein?

Nun konzentriere dich auf deinen Atem. Beim jedem Ausatmen stellst du dir vor, dass du durch die Poren von Gesicht, Hals und Dekolleté Wärme ausatmest. Spüre, wie die Haut sich dadurch erwärmt. Jede Zelle deines Gesichts wird warm, immer wärmer und dann ganz heiß. Nun beginne mit den Übungen.

1. Drücke deine Fäuste ganz fest zusammen, halte, zähle bis drei und lass locker. Wiederhole viermal.

2. Zeihe deine Schultern zu deinen Ohren und lass gleich wieder los. Viermal wiederholen.

3. Drehe dein Kopf vorsichtig von rechts nach links und wieder zurück. Viermal wiederholen.

4. Bewege dein Kinn nach unten in Richtung Brust. Dann wieder zurück, bis der Kopf im Nacken liegt. Auch hier viermal wiederholen. Mach es besonders zu Anfang sanft und vorsichtig.

5. Als nächstes kannst du mit dem Kopf sanft kreisende Bewegungen, erst viermal in eine und dann ebenso oft in die andere Richtung machen, aber nur, wenn es ganz sanft geschieht und du keine Beschwerden im Halsbereich hast.

6. Schließe deine Augen, spanne die Augenbereich, als ob deine Muskeln den Augapfel ganz fest zusammendrücken würden. Achte darauf, dass sich keine Falten zwischen den Augenbrauen und auf dem übrigen Gesicht bilden. Lege zur Prüfung einen Finger zwischen die Augenbrauen. Zähle bis fünf und entspanne anschließend. Wiederhole es viermal, anschließend jeweils entspannen.

7. Lege die Fingerkuppen von Zeige-, Mittel- und Ringfinger mit leichtem Druck auf die äußeren Augenhöhlenknochen. Schließe die Augen und halte paar Augenblicke, dann öffne sie wieder. Wiederhole sechsmal.

8. Spanne dein Gesicht ganz fest an, spare jedoch dabei die Augenbereiche aus. Achte darauf, dass du keine Falten machst. Zur Prüfung kannst du deine Finger leicht auf die Wangen legen. Zähle bis fünf und entspanne. Wiederhole es viermal und entspanne ganz.

9. Presse deine Lippe aufeinander. Zähle bis fünf und lass los. Wiederhole viermal und entspanne ganz.

10. Blas die Backen auf, zähle bis fünf und lass los. Viermal wiederholen.

11. Schiebe den Unterkiefer nach vorn, halte paar Augenblicke und lass los. Wiederhole dies sechsmal.

12. Lege deinen Kopf in den Nacken, öffne und schließe deinen Mund und schiebe dabei deine Unterlippe in Richtung Nase. Sechsmal wiederholen.

13. Rolle die Augen sechsmal in die eine und ebenso oft in die andere Richtung. Bewege dabei gleichzeitig deine Zunge hinter den Lippen.

Nun schließe die Augen und fühle dein ganzes Gesicht. Forme wieder dein Gesicht mit deinem Geist, indem du dir dein ideales Bild davon herstellst.

Konzentriere dich aufs Einatmen und stell dir vor, dass du kalte Luft in die Poren von Gesicht, Hals und Dekolleté einatmest. Spüre, wie die Haut sich abkühlt. Nimm abschließend die Lebendigkeit in deinem Gesicht wahr. Jetzt bedanke dich liebevoll bei dir selbst und betrachte dich im Spiegel.

MENTALE GYMNASTIK MIT PRANA – GESICHTSVERJÜNGUNG VON INNEN

Als nächstes schildere ich dir meine mentalen Techniken. Du magst vielleicht fragen: Warum das jetzt? Schönheit ist doch etwas Äußerliches – was sollen da Visualisierung, Meditation und mentale Arbeit bewirken? Ich sage dir, es ist nicht so, wie die meisten Menschen denken. »Schönheit kommt von innen« – dieser alte Spruch ist nicht etwa Wunschdenken, sondern die Wahrheit. Unser Körper ist viel, viel veränderbarer, als wir es uns normalerweise träumen lassen. Er verändert sich ja das ganze Leben über, ganz von allein. Wir nehmen das einfach so hin – als hätten wir darauf keinen oder nur geringen Einfluss. Ich glaube das nicht. Ich glaube daran, dass ich auf geistigem Wege sehr viel für mein Aussehen und meine Verjüngung tun kann.

ERFAHRE ES SELBST!

Die erste mentale Technik, die ich dir vorstelle, gehört mit zum Wirksamsten auf diesem Gebiet. Sie bringt die vitalen Energien in Fluss und versorgt Haut, Muskeln und Knochen mit der feinstofflichen Lebensenergie Prana, und zwar vermehrt und in hochkonzentrierter Form. »Mental üben« heißt hier: die Gesichtsmuskeln ausschließlich in Gedanken bewegen, während sich rein äußerlich gar nichts zu tun scheint. Die innere Bewegung ist dafür umsc stärker, sie ist so fein, dass sie nur als reine Energiebewegung wahrzunehmen ist. Der Atem wird ganz sanft und geradezu zärtlich, wenn du richtig »drin« bist, wirst du dich nicht einmal mehr atmen hören. Um so intensiver spürst du, wie mit dem Atem auch die Energie fließt.

Mit dem Einatmen entsteht die innere Bewegung, und m t dem Ausatmen kommt sie wieder zur Ruhe. Deshalb fckussierst du dabei deine Aufmerksamkeit aufs Einatmen. Anders als wenn du Wärmeenergie »hineinpumpst« – da liegt die Aufmerksamkeit auf dem Ausatmen.

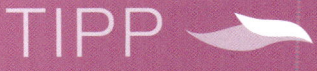

Noch etwas: »Fokussieren« ist etwas anderes als »konzentrieren«. Konzentration ist linear und richtet sich auf einen Punkt, beim Fokussieren legt sich die Aufmerksamkeit auf einen ganzen Bereich und umhüllt ihn wie ein leichter, luftiger Mantel. Anders geht es auch gar nicht, denn diese Technik wird in Trance durchgeführt.

Mein junges Gesicht

ÜBUNG

1. Um in die Trance zu kommen, schau ungefähr 45 Grad nach oben, fixiere deinen Blick, zähle bis sieben und schließe die Augen.

2. Schau vor dem inneren Auge dein Gesicht an. Versuche zu erkennen, ob es dir hell oder dunkel erscheint. Möglich ist vieles: ganz hell, hell mit dunklen Flecken oder einfach nur alles grau.

3. Dann hole die Wärme in dein Gesicht, indem du beim Ausatmen Wärme durch dein ganzes Gesicht ausatmest. Wiederhole es zehnmal.

4. *Für die Stirn:* Beim Einatmen bewegst du mental deine Stirn nach oben, beim Ausatmen wieder zurück. Wiederhole es zehnmal. Dann stell dir eine Ebene vor, die sich zwischen Augenbrauen und Haaransatz erstreckt. Bewege nun beim Einatmen deine Stirnmuskulatur auf dieser Ebene mental zu den Schläfen hin und beim Ausatmen wieder zurück. Wiederhole es zehnmal. Danach ziehst du beim Einatmen deine Augenbrauen auseinander und schiebst sie beim Ausatmen wieder zurück. Spüre, wie die Stelle zwischen die Augenbrauen sich lichtet und glättet. Wiederhole es zehnmal. Nun sieh vor deinem inneren Auge, wie deine Stirn geliftet ist, und fixiere diese Ergebnis durch deine Aura im Universum. Um es besser zu fühlen, kannst du deine Hände dazu benutzen, indem du sie in der Luft von der Stirn aus nach oben bewegst und das Ergebnis damit symbolisch in der Ewigkeit fixierst.

5. *Für die Augen:* Drücke mental beim Einatmen die Augenmuskeln zusammen, als ob du deine Augäpfel ganz fest umarmst. Lasse beim Ausatmen los. Wiederhole es zehnmal. Visualisiere eine erbsengroße, warme Kugel zwischen deinen Augenbrauen. Bewege die Kugel in Form einer liegende Acht um deine Augen herum. Wiederhole es zehnmal in der einen und zehnmal in der anderen Richtung. Dann sieh vor deinem inneren Auge, wie deine Augen strahlend schön wirken, und fixiere dieses Ergebnis durch deine Aura im Universum. Um es besser zu fühlen, kannst du deine Hände dazu benutzen, indem du sie in der Luft von den Augen aus seitlich nach oben bewegst und das Ergebnis dadurch symbolisch in der Ewigkeit fixierst.

6. Für die Nase: Beim Einatmen dehne deine Nase auseinander, beim Ausatmen lass sie wieder los. Wiederhole es zehnmal. Beim Einatmen drücke deine Nase mental nach oben, als ob du mit dem Finger darauf drückst, beim Ausatmen lass los. Wiederhole es zehnmal.

7. Für den Mund: Visualisiere eine erbsengroße, warme Kugel und lass sie um deine Lippen kreisen. Wiederhole es zehnmal in der einen und zehnmal in der anderen Richtung. Ziehe beim Einatmen deine Mundwinkel wie zum Lächeln auseinander, und beim Ausatmen lass sie wieder los. Wiederhole es zehnmal in der einen und zehnmal in der anderen Richtung. Ziehe beim Einatmen deine Mundwinkel nach oben und beim Ausatmen nach unten. Atme ein und stelle dir beim Ausatmen dann vor, dass du die warme Luft in deine Lippen hinein pustest und sie aufbläst und wie deine Lippen dabei ganz voll und üppig werden. Wiederhole es zehnmal. Siehe vor deinem inneren Auge, wie dein Mund schön und sinnlich wirkt, und fixiere dieses Ergebnis durch deine Aura im Universum. Bewege deine Hände in der Luft, von den Lippen aus seitlich nach oben und fixiere das Ergebnis symbolisch in der Ewigkeit.

8. Für die Wangen: Ziehe beim Einatmen mental deine Wangen nach oben, dann seitlich zu den Schläfen, und beim Ausatmen lass sie wieder los. Wiederhole es zehnmal. Atme wieder ein und stell dir beim Ausatmen vor, dass du die warme Luft in deine Wangen hinein pustest, sie aufbläst und deine Wangen damit schön rund und ebenmäßig formst. Wiederhole es zehnmal. (Wenn du schon Wangen hast, die dir zu voluminös erscheinen, dann lass das Aufblasen weg.) Danach sieh vor deinem inneren Auge, wie deine Wangen schön und jung und frisch wirken, und fixiere dieses Ergebnis durch deine Aura im Universum. Bewege dazu, wenn du willst, deine Hände in der Luft von den Wangen aus seitlich nach oben und fixiere das Resultat symbolisch in der Ewigkeit.

9. Fürs Kinn: Schiebe mental beim Einatmen dein Kinn nach vorne, und beim Ausatmen zieh es wieder zurück. Wiederhole es zehnmal. Schiebe es dann ganz langsam beim Einatmen von rechts nach links

Mein junges Gesicht

und beim Ausatmen von links nach rechts. Wiederhole es zehnmal. Nun betrachte vor deinem inneren Auge dein Kinn, nimm wahr, wie straff und jung es wirkt, und fixiere dieses Ergebnis durch deine Aura im Universum. Bewege deine Hände in der Luft vom Kinn aus seitlich nach oben und fixiere das Resultat symbolisch in der Ewigkeit.

10. Für den Hals: Bewege deinen Kopf mental nach rechts und dann nach links. Wiederhole zehnmal. Strecke beim Einatmen den Kopf mental nach oben, spüre die Bewegung im Hals, und beim Ausatmen lass los. Es entsteht ein Gefühl wie von einem Gummiband, das dich hin und her zieht. Wiederhole es zehnmal. Jetzt sieh vor deinem inneren Auge, wie glatt und schlank dein Hals wirkt, und fixiere dieses Ergebnis durch deine Aura im Universum. Bewege dazu deine Hände in der Luft vom Hals aus seitlich nach oben und fixiere das Resultat symbolisch in der Ewigkeit.

11. Schau nun vor deinem inneren Auge dein ganzes Gesicht an. Versuche zu erkennen, ob dein Gesicht jetzt heller geworden ist. Wenn die Energie überall fließt, erscheint dir dein Gesicht strahlend hell. Falls du noch irgendwo eine dunklere Stelle wahrnimmst, atme dort Wärme hinein, indem du dich beim Ausatmen auf diese Stelle fokussierst.

12. Zum Schluss lege deine Aufmerksamkeit auf das Einatmen, als ob du durch dein Gesicht und den Hals kalte Luft in deine Haut, Muskulatur und Knochen einatmest und alles abkühlst. Denke dabei an kaltes, womöglich eiskaltes Wasser und stell dir vor, wie es über dein Gesicht fließt. Wiederhole es zehnmal.

13. Um aus der Trance zu kommen, sprich folgenden Satz: »Ich werde jetzt bis drei zählen, bei drei öffne ich die Augen und bin hellwach, sehr zufrieden, energievoll und wunderschön.« Dann zähle bis drei, öffne die Augen und betrachte dich im Spiegel.

FEINSTOFFLICHKEIT – »AUF RUSSISCH« ERKLÄRT

Warum ist es so wichtig, nicht nur auf den physischen, sondern ebenso auf den feinstofflichen Ebenen zu arbeiten? Ich beantworte diese Frage in meinen Kursen gern mit einem Vergleich. Hier möchte ich die Gelegenheit ergreifen, die Antwort bildhaft-anschaulich zu geben.

Jeder kennt die traditionelle russische Puppe, die man Matrjoschka nennt. Und fast jeder hat sie wohl schon daran erfreut, wie kunstfertig sie hergestellt ist: Man kann sie öffnen und stellt fest, dass sich darin eine gleichartige, etwas kleinere Puppe verbirgt. Auch diese kann man wieder öffnen, um auf noch eine nochmals kleinere Matrjoschka zu stoßen. Und so weiter, bis es rein unmöglich ist, überhaupt noch etwas auseinanderzunehmen und darin nochmals verkleinert wieder etwas vorzufinden.

Wir nehmen die Matrjoschka als Vergleich für das Mehrkörpersystem des geistigen Wesens genannt »Mensch«. Die innerste Hülle repräsentiert seinen physischen Körper, der auch räumlich gesehen der kleinste Körper ist. Um ihn herum legen sich vier weitere Körper, die feinstofflich sind und mit dem gewöhnlichen Auge nicht wahrgenommen werden können. Wir können sie aber mit gezielten Übungen wahrnehmbar werden lassen, wie ich sie bereits in meinen früheren Büchern beschrieben habe.

Man kann unser Körpersystem also in fünf Schichten aufteilen, obwohl es in Wirklichkeit keine »Schichten« im eigentlichen Sinne sind, denn diese lägen ja auf- oder nebeneinander und wären irgendwie voneinander getrennt. In unserem System aber durchdringt das eine das andere, und nichts ist räumlich voneinander geschieden. Alles ist

Unser physischer Körper ist am gröbsten. Er hat die niedrigste Schwingung. Dafür ermöglicht er uns die Existenz an jenem kosmischen Ort, wo uns der Schöpfer das Leben geschenkt hat. Wir verwöhnen unseren physischen Körper mit den Gaben der Natur, mit Masken, Lotionen, Massagen und körperlichen Übungen

Der ätherische Körper liefert unserem physischen Körper die Energie, hier befindet sich auch das Körpergedächtnis. Der vollkommene Bauplan des Körpers sitzt genau hier. Hier sind die Chakren, Akupunkturpunkte, Energiebahnen – alles dient dem Zweck, dass die Lebensenergie (Prana) sich optimal verteilt und ungehemmt fließen kann. Diese Ebene sprechen wir mit energetischen Massagen an, die tief auf die feinstofflichen Strukturen einwirken und unseren Pranaspiegel erhöhen

Der emotionale Körper ist sowohl der Träger unserer aktuellen Gefühle als auch unserer permanenten Charaktereigenschaften. Wenn wir für gute Laune und positive Gefühle sorgen, erstrahlt dieser Körper in schönen und klaren Farben. Es ist dann die innere Schönheit, die nach außen leuchtet

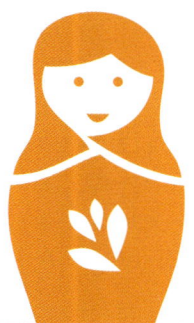

Im mentalen Körper sind unsere Gedanken, Erinnerungen, Wünsche und die unzähligen Eindrücke gespeichert, die wir im Lauf unseres Leben ansammeln. Hier befinden sich bewusste und unbewusste Denkprozesse, Verhaltensmuster, Reaktionen, Bewertungen und Vorstellungen. Wenn wir uns durch Affirmationen, positives Denken und Visualisierungen aufbauend programmieren, erschaffen wir neue mentale Muster, die auch unsere Schönheit von innen her formen können. Je fester wir an etwas glauben, umso optimaler werden hier die Energien gebündelt, um ein erwünschtes Ereignis im äußeren Leben zu manifestieren

Der spirituelle Körper wird auch geistiger Körper genannt. Er besteht aus allerfeinstem Stoff und weist die höchste Schwingungsfrequenz auf. Dies ist der Sitz der wahren göttlichen Essenz in uns, dieser Körper ist unsterblich, er lebt ewig. Hier ist alles eins in uns, es gibt keine Grenzen mehr. Keine Bewertungen sind vorhanden, keine Dualität ist mehr da. Das ist das reine Bewusstsein und tiefste Glückseligkeit. Wenn wir in der Natur sind und die Pracht um uns herum genießen, verschmelzen wir mit dem Universum in uns. Das macht uns auf tiefster Ebene schön

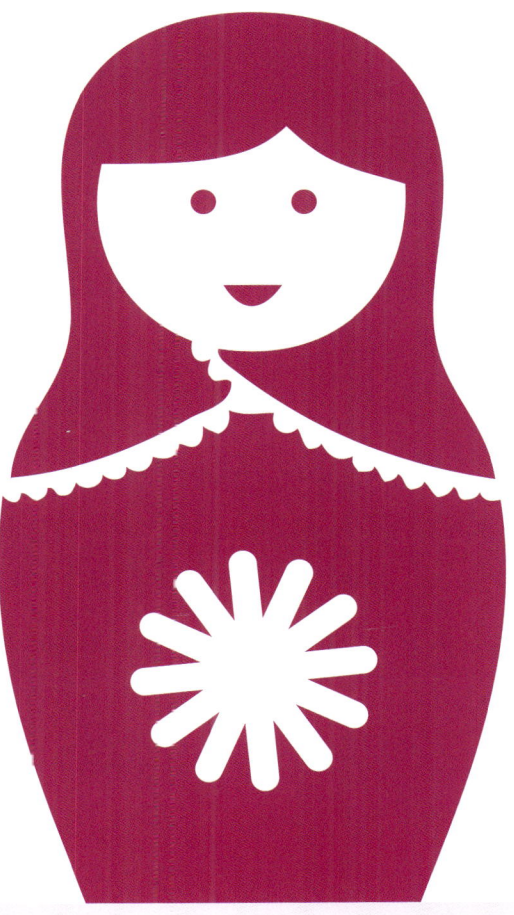

Mein junges Gesicht 37

miteinander verwoben, weil es auch gemeinsam funktionieren muss. Wo genau ein Körper »aufhört« und der andere »anfängt«, kann man eigentlich gar nicht sagen. Und genausowenig, wo das Mehrkörpersystem des Menschen aufhört und wo das Universum beginnt. Aber um es mit sprachlichen Mitteln einigermaßen verständlich zu machen, ist die Vorstellung sinnvoll, dass es sich um ineinander verschachtelte Subsysteme handelt und sich ungefähr so darstellt wie mit den Puppen der Matrjoschka.

Egal, auf welcher Ebene du gerade arbeitest, es hat eine Auswirkung auf dein gesamtes System, denn alles in dir ist eine Einheit. Wenn wir uns um uns selbst kümmern und einander in Liebe verbunden sind, erstrahlt das ganze System in einem inneren Licht. Und wenn wir für unsere Schönheit die reinen Gaben der Natur annehmen und verwenden, sind wir mit der nährenden und heilenden Kraft des Universums verbunden.

DURCH DIE **HAUT ATMEN**

Hautatmung ist eine wunderbare Methode, um unser Gesicht zu verjüngen und seine Jugendlichkeit zu bewahren.

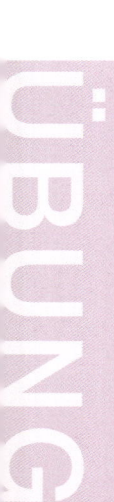

ÜBUNG

Atme bewusst ein und aus, nimm dabei deinen Atem bewusst wahr. Und stell dir vor, du atmetest durch dein Gesicht, durch seine Poren und durch die Muskeln, ein und aus. Bleibe bei dieser Empfindung, verweile etwa fünf Minuten lang in ihr. Fühle und empfinde, wie du deinem Gesicht Lebensenergie einhauchst.

MEDITATION: **JUNGES GESICHT**

Lege oder setze dich bequem hin. Schließe deine Augen und lass alle Anspannung von dir abfallen. Entspanne deine Stirn, die Augen, die Wangen, Mund und Kiefer. Auch deinen Hals. Lass dabei alle gespeicherte und in deinem Gesicht festgehaltene Emotion los. Spüre, wie deine Haut sich mit jedem Atemzug mehr und mehr entspannt, wie sie straffer, rosiger und glatter, mit einem Wort: wie sie jünger wird.

Forme in deinem Geist ein schönes Bild von deinem Gesicht. Und beginne dieses Bild in dich einzuatmen, es ganz und gar in dich aufzunehmen. Empfinde, wie deine Gesichtszüge sich auf dieses innere Bild ausrichten, wie sie sich ihm angleichen und es als ihr wahres Abbild erkennen. Nimm diese Verwandlung bewusst wahr, nimm sie als Geschenk deines wahren Ichs an dich selbst entgegen. Bleibe in diesem Gefühl bis zu zehn Minuten lang oder auch länger.

Du kannst diese Meditation vor dem Einschlafen machen, denn es wirkt besonders gut über Nacht. Wenn du jedoch danach nicht schlafen möchtest, dann atme tief ein, beginne dich zu bewegen zu strecken, gähne genussvoll und ausgiebig – und öffne die Augen.

KREATIVE SCHÖNHEITSPFLEGE MIT DEN GABEN VON MUTTER NATUR

Nun kommen wir zu den Dingen, die einigen Aufwand erfordern. Aber, es lohnt sich! Das kann ich aus eigener Erfahrung sagen, außerdem wird es mir immer wieder von überallher bestätigt.

Sehr unterstützend, um eine junge und schöne Haut zu bekommen oder zu behalten, sind Masken, Lotionen und Kompressen. Ich nähre meine Haut täglich mit einer Gesichtsmaske, am besten gleich in der Frühe. Schon wenn ich zum Frühstück für meine Lieben und für mich selber die Früchte und Kräuter für meine grüne Smoothies vorbereite, überlege ich mir, was für eine Maske ich mir heute auflege. Ich kombiniere beides auch gerne: die Zutaten für Smoothies und Maske.

Zum Beispiel gebe ich in den Mixer eine Banane, einen Apfel, eine Mango, einen Esslöffel Kieselerde-Pulver und ein paar Johannisbeer- oder vielleicht Schachtelhalm-Blätter. Das alles mixe ich gründlich. Jetzt schöpfe ich ein bis drei Esslöffel voll ab und tue es beiseite. In den Mix gebe ich dann noch ein bisschen Wasser, einen Esslöffel indische Flohsamenschalen, eine Handvoll Löwenzahnblätter und ein paar Salatblätter. Jetzt alles noch einmal mixen – und den leckeren, frischen Smoothie sofort trinken!

Das, was ich vorher beiseite getan habe, geht in die Zubereitung der Maske. Ich gebe etwas Öl dazu (Sesamöl, Weintraubenkernöl, Mandelöl oder andere) und, damit es dickflüssiger wird, frisch gemahlenes Hafer- oder Dinkelmehl. Diese Maske streiche ich auf Gesicht, Hals und immer auch auf meine Handrücken. 10 bis 20 Minuten einwirken lassen! Das ist gleichzeitig eine wunderbare Gelegenheit zur Entspannung und zur inneren Vorbereitung auf den Tag. Anschließend mit lauwarmem Wasser abwaschen.

Mein Motto ist auch hier: Alles, was ich esse, kann auch auf meine Haut. Ob Früchte, Gemüse, Kräuter, Öle und sogar Gewürze, die nicht so scharf sind. Ausprobieren und eigene Beobachtungen zu machen ist ein wichtiger Teil der Erfahrung! Es hilft dir, deine Haut bewusst zu empfinden und ihre Bedürfnisse zu erkennen. Niemand steckt in deiner Haut, außer dir selbst! Es ist eine spirituelle Erfahrung, die eigene Haut bewusst zu empfinden, sie zu pflegen und ihre natürliche Erneuerung durch natürliche Kosmetik zu unterstützen. Liebe deine Haut!

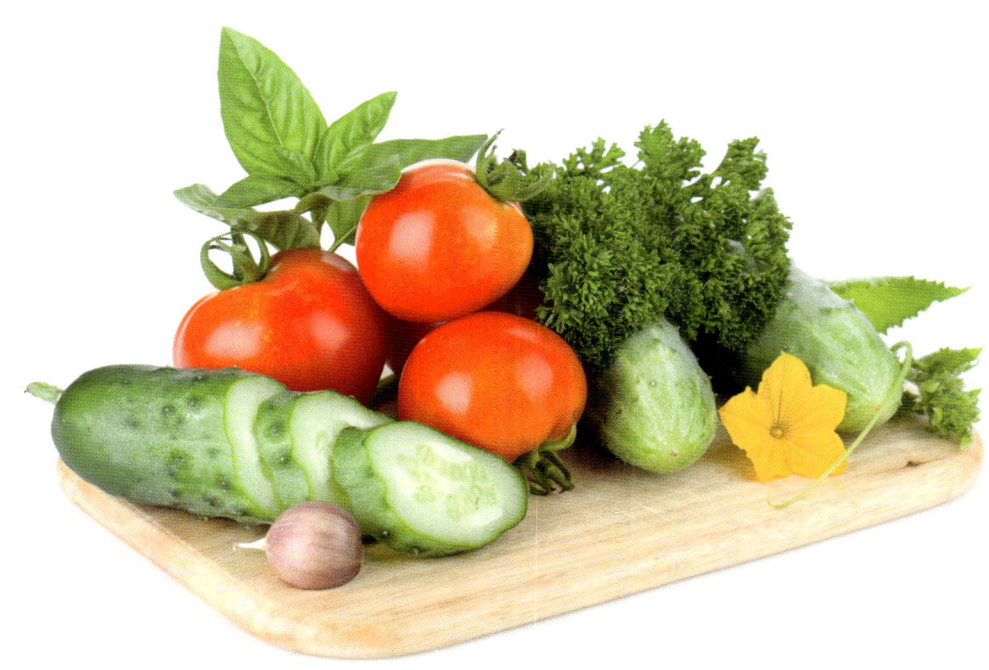

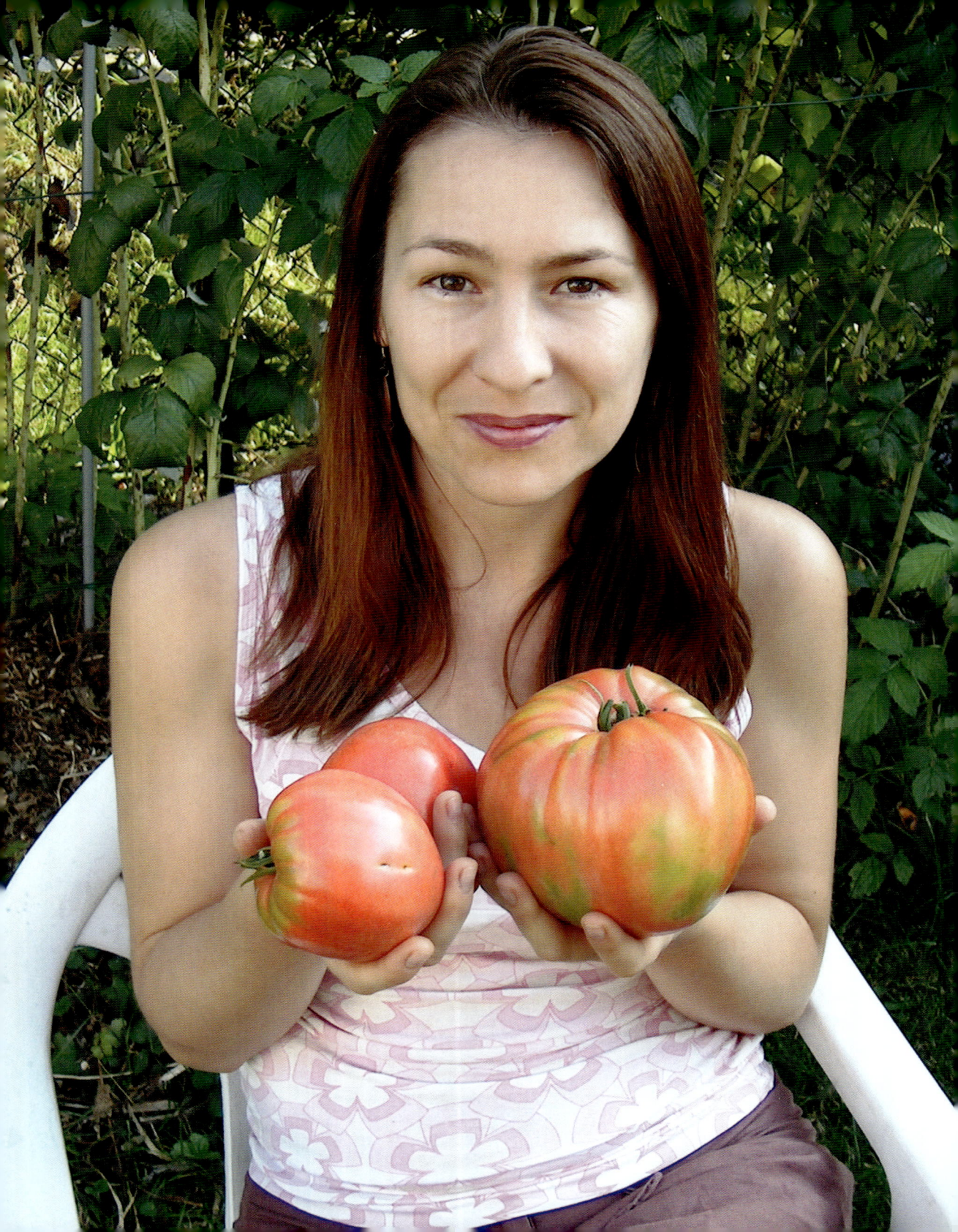

DIE TOMATE:
KÖNIGIN DES GARTENS

Sommerzeit ist Tomatenzeit! Und Tomaten sind ausgezeichnete und sehr wirksame Schönheitsmittel. Sie enthalten Lykopin, ein natürliches Antioxidans, das gegen freie Radikalen wirkt. Es schützt auch die Haut gegen Sonnenbrand und Faltenbildung. Von daher ist es immer gut, im Sommer viele Tomaten zu essen. Aber das ist nicht alles. Die Natur hat dafür gesorgt, dass diese gesunden und schmackhaften Früchte, die uns schon rein äußerlich durch ihre ansprechende Form und ihr üppiges Rot so gut gefallen, auch für unsere äußere Erscheinung ein wahres Geschenk sind!

Das ist leider noch viel zu wenig bekannt. Aber vielleicht ändert es sich ja, wenn auch du in Zukunft, genauso wie ich, die Tomate als willkommene Schönheitsbringerin nutzt. Ich bin sicher, dass du gute Erfahrungen mit ihr machen und sie deinen Freundinnen begeistert weiterempfehlen wirst. Ich lade dich ein, dies gleich mit einer leicht zuzubereitenden, absolut fantastischen Tomatenmaske auszuprobieren:

TOMATENMASKE

Nimm eine reife rote Tomate, am besten aus dem Garten oder aus deinem Einkauf im Bioladen. Schneide sie in mittelgroße Stücke und gib sie in den Mixer. Dazu etwas Petersilie sowie Kokos- und Mandelöl. Mixen, bis eine homogene Masse entsteht. Diese löffelst du in ein Schälchen und mischst Hafermehl darunter, bis du eine Paste erhältst, die gerade so steif ist, dass du sie problemlos mit einem Pinsel verstreichen kannst.

1 reife Tomate

Etwas Petersilie

1 TL Kokosöl

0,5 TL Mandelöl

Hafermehl nach Bedarf (s. u.)

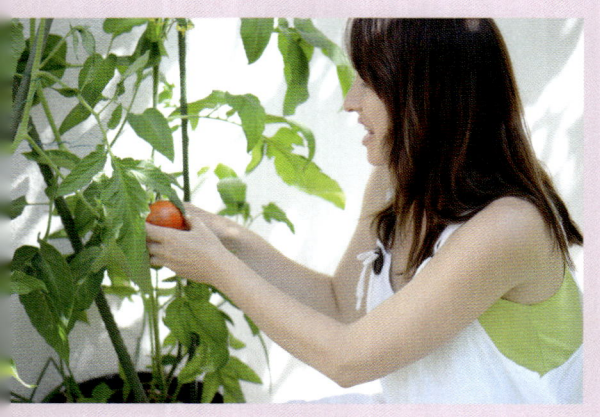
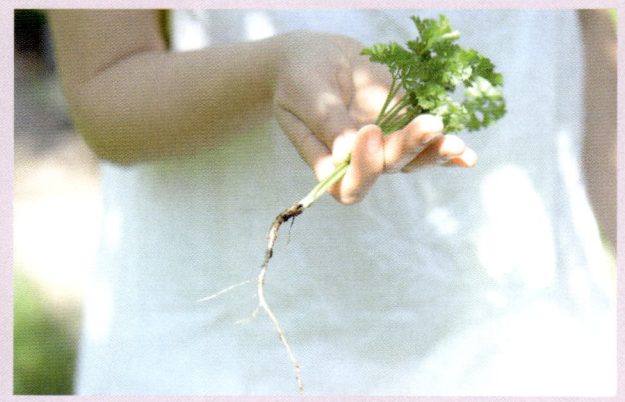

TIPP

Hafermehl kannst du dir selbst frisch zubereiten, indem du körnige Haferflocken in einer Kaffeemühle fein mahlst.

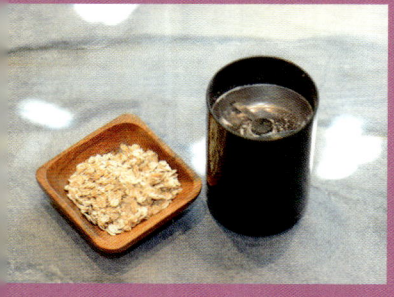
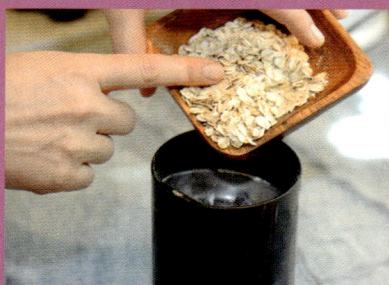
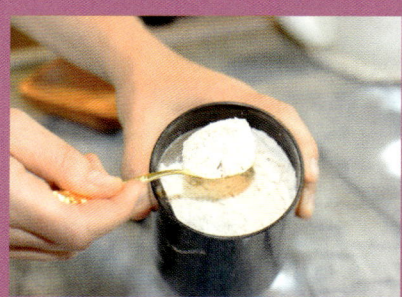
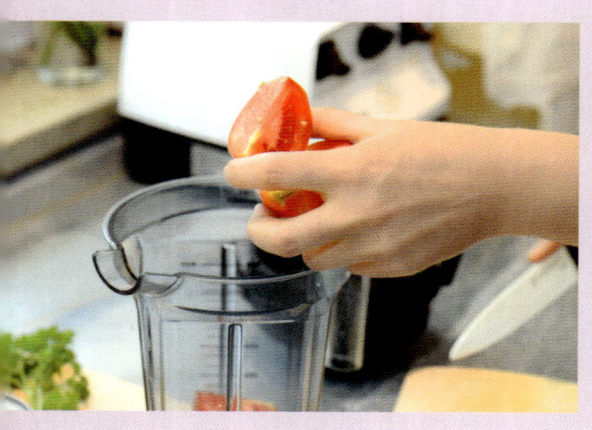
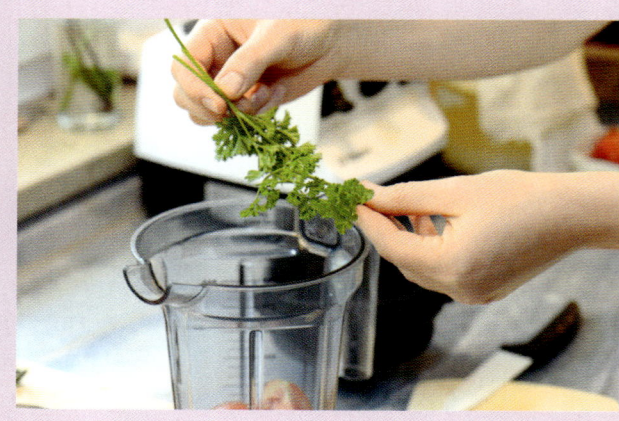

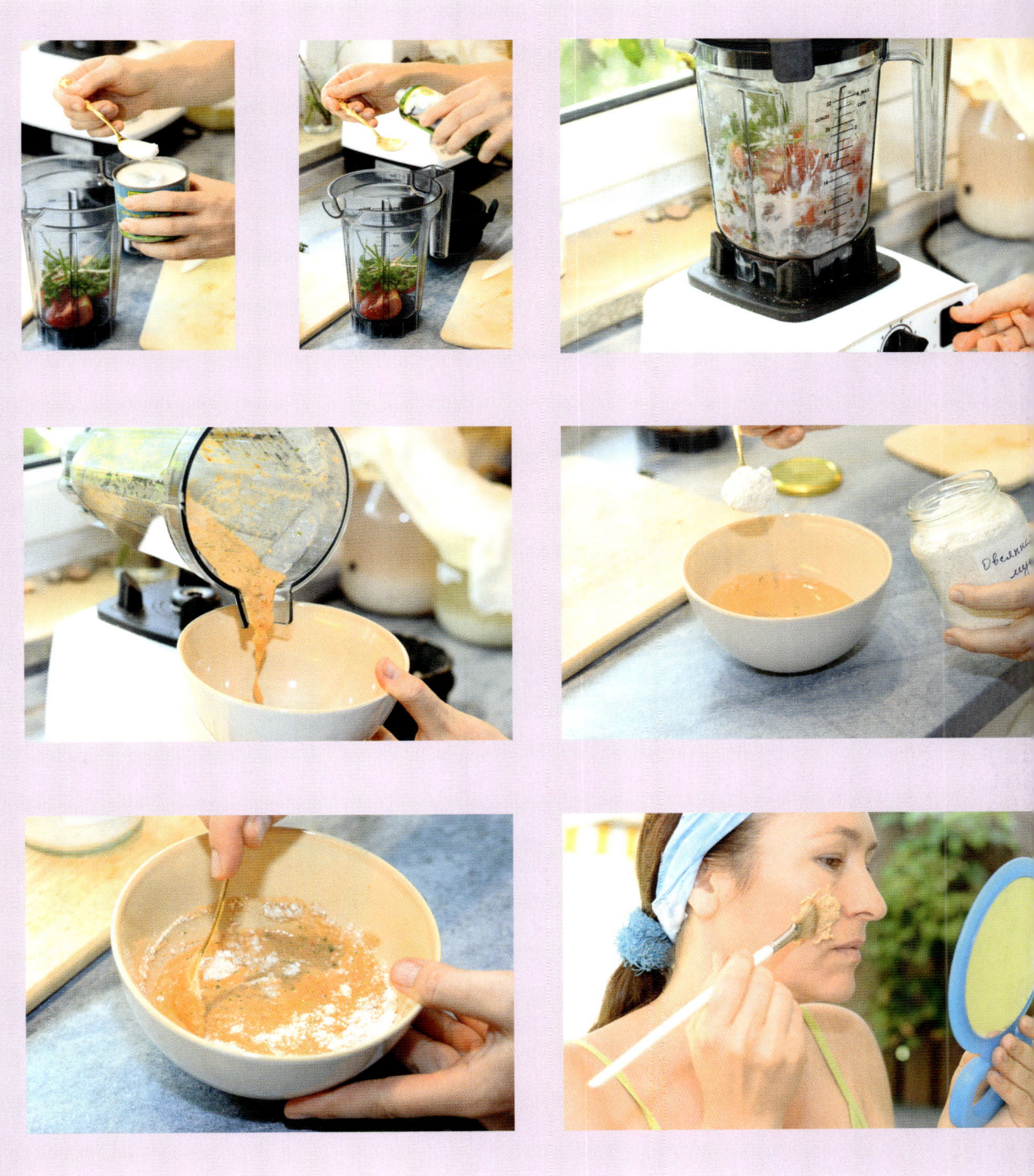

Mein junges Gesicht

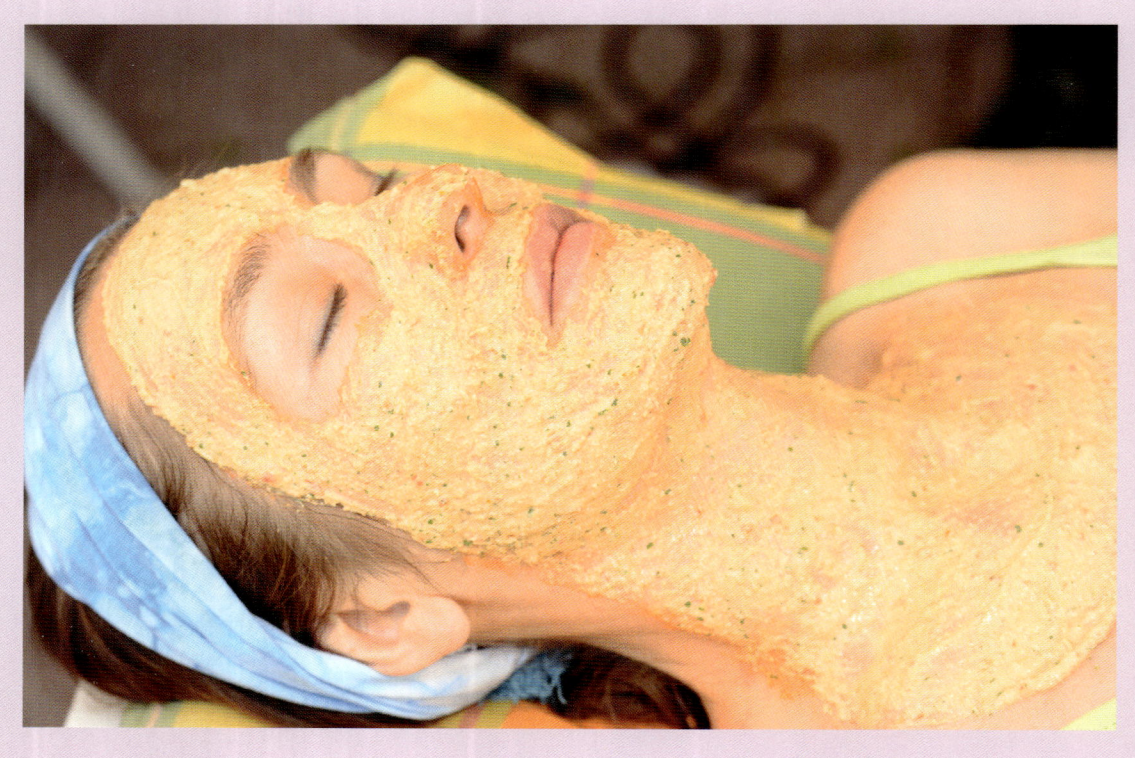

Streiche die Paste auf Gesicht, Hals und die Handrücken. Und nun heißt es entspannen: 15 bis 30 Minuten einwirken lassen … Fühle und empfinde, wie wohltuend diese natürliche und gesunde Maske für die Zellen deiner Haut ist. Sie nehmen alles so dankbar auf, dass sie dir diese Wohltat ganz sicher damit lohnen werden, sich noch freudiger und gründlicher als sonst zu heilen und zu regenerieren …

Anschließend wasche alles mit lauwarmem Wasser ab. Es ist praktisch und ebenfalls wohltuend, dazu weiche Wattepads zu benutzen.

PETERSILIE:
EIN WUNDER FÜR SCHÖNE HAUT

Petersilie, lehrte mich meine Omi, macht die Haut wieder klar und weiß. Diese künstlich gebräunten Körper, wie man sie heute erstrebt, bedeuten Tortur für die Haut – und zwar für den ganzen Rest ihres Lebens. Das alte Schönheitsideal der »vornehmen Blässe« dagegen passt zu dem Ideal, die Haut ein Leben lang gesund und schön zu erhalten. Nebenbei gesagt, verhilft Petersilie auch einer zu starker Pigmentierung und Sommersprossen neigenden Haut zu Klarheit und Ebenmäßigkeit. Und sie ist nützlich im Falle von Gesichtsschwellungen jeder Art, weil sie die Zellen mit Vitamin A und C versorgt. Eine interessante Form ihrer Verwendung ist die im Eiswürfel. So kannst du die Petersilie täglich einsetzen – ein Segen für deine Haut. Gleich in der Früh erfrische ich mein Gesicht mit einem Petersilie-Eiswürfel.

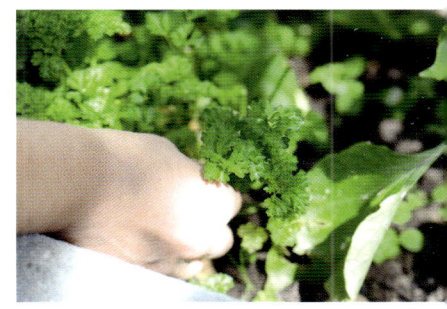

PETERSILIE-EISWÜRFEL

Wasser aufkochen und die Petersilie damit übergießen. Mindestens 30 Minuten ziehen lassen. Durchsieben, in Eiswürfelformen gießen und einfrieren. Wenn fertig, die Eiswürfel herausnehmen, in eine Tüte geben und im Gefrierfach aufbewahren.

Petersilie-Eiswürfel erfrischen die Haut und machen sie besonders aufnahmebereit. Deshalb vor dem Auflegen der Maske oder vor dem Eincremen empfohlen.

Eine Handvoll frisches Petersilienkraut

250 ml Wasser

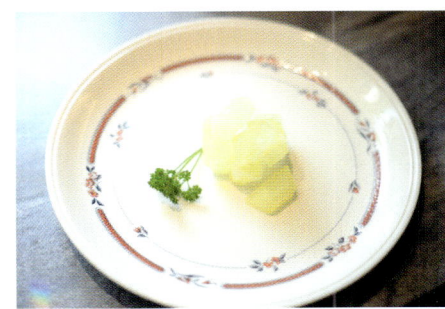

PETERSILIE-GURKEN-MASKE MACHT DIE HAUT WIEDER HELL

1 Handvoll Petersilie

4 cm Schlangengurke

1 EL Öl Kokos-, oder Traubenkernöl

1-2 EL Hafermehl

Alles zusammen mixen und auf Gesicht, Hals und Handrücken aufstreichen. Wirkt beruhigend und aufhellend, daher sehr empfehlenswert bei verstärkter Pigmentierung der Haut.

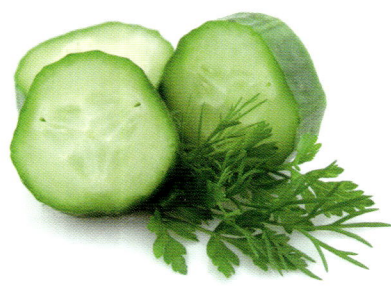

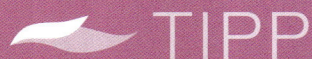

TIPP

Kokosmilch ist optimal für trockene bis sehr trockene Haut. Denn obwohl ihr Gehalt an Fett sehr hoch ist, setzt es sich nicht in den Poren fest. Das bringt dieses typische, wundervoll samtweiche Gefühl hervor. Denn Kokosmilch spendet ganz viel Feuchtigkeit und ist von hervorragender Verträglichkeit. Deshalb auch für ausgesprochen empfindliche Haut geeignet.

EXOTISCHE ZIMT-KOKOSMASKE

4 cm reife Banane

1 MS Zimt

2 TL Kokosmilch

1 TL Kokosöl

Alles zu einer Paste verarbeiten, gleichmäßig auf die Haut auftragen, dabei Augenpartie aussparen und 15-20 Minuten entspannen. Diese Maske kannst du für Gesicht, Dekolleté, die Brüste und für die Hände benutzen.

Wirkt sehr gut einer Ermüdung und Erschlaffung der Haut entgegen, hat einen antiseptischen Effekt und ist vor allem bei fettiger Haut von Nutzen. Da auch die Durchblutung gefördert wird, kann dein Gesicht danach vorübergehend etwas gerötet sein. Das zeigt die Wirksamkeit an und ist völlig normal. Diese Maske deshalb vielleicht eher am Abend auflegen.

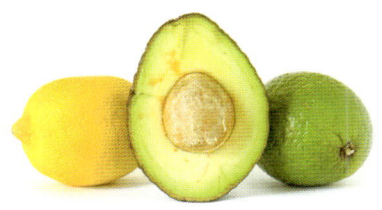

AVOCADO MACHT DIE HAUT WEICH UND ZART

Alle Zutaten miteinander mischen, bis eine gleichmäßige Konsistenz entsteht. Auf die gereinigte Haut auftragen, 15 bis 30 Minuten einwirken lassen und mit lauwarmem Wasser abspülen. Diese Maske kannst du für Gesicht, Dekolleté und für die Handrücken benutzen. Deine Haut wird dadurch wieder zart und ebenmäßig. Also besonders gut in der Frühe oder vor einem Termin einsetzbar.

2 EL Avocadofleisch

1 TL Aprikosenkernöl

1 TL Zitronensaft

1 TL Erbsenmehl

LEINSAMENÖL NÄHRT DIE HAUTZELLEN

Kokosmilch und Leinsamenöl miteinander mischen, dann so viel Hafermehl dazugeben, bis eine Paste entsteht. Auf die gereinigte Haut von Gesicht, Hals und Dekolleté und Handrücken auftragen. 15 Minuten einwirken lassen. Danach mit klarem, warmem Wasser abwaschen. Die Haut ist danach weich und zart, somit ist diese Maske sehr gut für morgens und tagsüber geeignet.

2 EL Kokosmilch

1 EL Leinsamenöl

Hafermehl

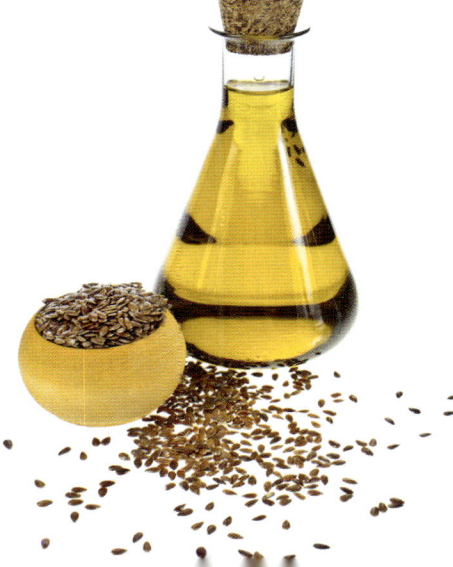

INGWER FÜR NATÜRLICHES FACELIFTING

½ Banane
½ Apfel
1 TL Ingwersaft
1 TL Olivenöl
1 TL Mandelöl

Ein Stück Ingwer ganz fein reiben und in ein verschließbares Glas geben. Wenn der Ingwer eine Zeitlang steht, bildet sich Saft. Währenddessen den Apfel fein reiben und die Banane gründlich zerdrücken. Paste mit allen Zutaten erstellen und gleichmäßig auf Gesicht und Dekolleté auftragen. 20 Minuten einwirken lassen. Dann mit klarem, warmem Wasser abspülen.

Dies ist in der Tat eine sehr wirkungsvolle Maske, du wirst den intensiven Effekt deutlich spüren. Am besten einmal die Woche einsetzen. Tageszeit: Abends, weil ausgesprochen durchblutungsfördernd, die vorübergehende Gesichtsrötung zeigt es an.

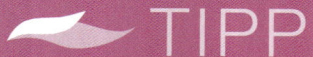

TIPP Das Glas mit geriebenem Ingwer kann ein paar Tage im Kühlschrank stehen, so kann man den Ingwer auch zum Kochen verbrauchen. Wenn er zu wässrig wird, dann etwas Hafermehl dazu mischen.

GESICHTSMASKEN MIT HEILERDE

Hervorragend geeignet für die Gesichtsmasken ist die Heilerde, die du in Apotheke oder Drogerie kaufen kannst. Mische die Heilerde mit etwas Wasser und einem Öl deiner Wahl. Trage es auf Gesicht, Hals und Dekolleté auf, lass es 15 bis 20 Minuten einwirken und wasche es mit lauwarmem Wasser ab. Danach kannst du etwas Kokosöl einmassieren.

Alternativ kannst du statt Heilerde auch Rügener-Dreikronen-Heilkreide verwenden. Diese findest du im Internet-Bioladen oder kannst sie in der Apotheke bestellen.

LOTIONMASKE

Du tränkst große Wattepads mit Wasser, drückst sie ab, dann tränkst du sie z. B. mit Rosenwasser, mit Kombucha oder mit einem Wasserkefir-Pilz-Getränk. Verteile die Wattepads dünn auf dem Gesicht und lass es einwirken. Danach massierst du etwas Mandel- oder Kokosöl in die Haut ein.

DIE BANANE: BRINGT SONNE IN JEDE ZELLE DEINER HAUT

Bananen enthalten Mineralstoffe wie Eisen, Fluor, Kalium, Kupfer und Magnesium. Dazu einiges an Vitaminen: Etwa V-Vitamine, Beta-Carotin, Vitamin C und E. Ganz wichtig: Auch die lebenswichtigen Bausteine der Proteine stecken drin, die Aminosäuren – sogar alle acht von ihnen. Mit Folsäure unterstützt die Banane die Bildung neuer Haut- und Blutzellen. Damit erweist sich diese exotische Frucht, die während ihres Wachstums so viel Sonne und Wärme empfangen hat, für uns als richtiges Power-Paket. Bananen sind einfach urgesund! Jeder sollte Bananen essen. Aber nicht nur das. Wir können sie auch äußerlich anwenden, um unserer Haut Elastizität und Stärke zu verleihen.

> **TIPP** Bananen kann man auch zu jeder Maske einfach dazumischen.

THAI-MASKE

4 cm Banane
Wasser
2 TL Reismehl
0,5 TL Hafermehl
1 Stück Walnuss (gemahlen)

Banane gründlich zerdrücken. Wasser dazugeben, damit eine sahnige Konsistenz entsteht. Dann die anderen Zutaten hineingeben und alles gut verrühren. Du erhältst eine Paste, die du mit dem Pinsel auf dein Gesicht aufträgst. Dabei die Augenpartei aussparen. 15 bis 20 Minuten einwirken lassen und mit lauwarmem Wasser abwaschen.

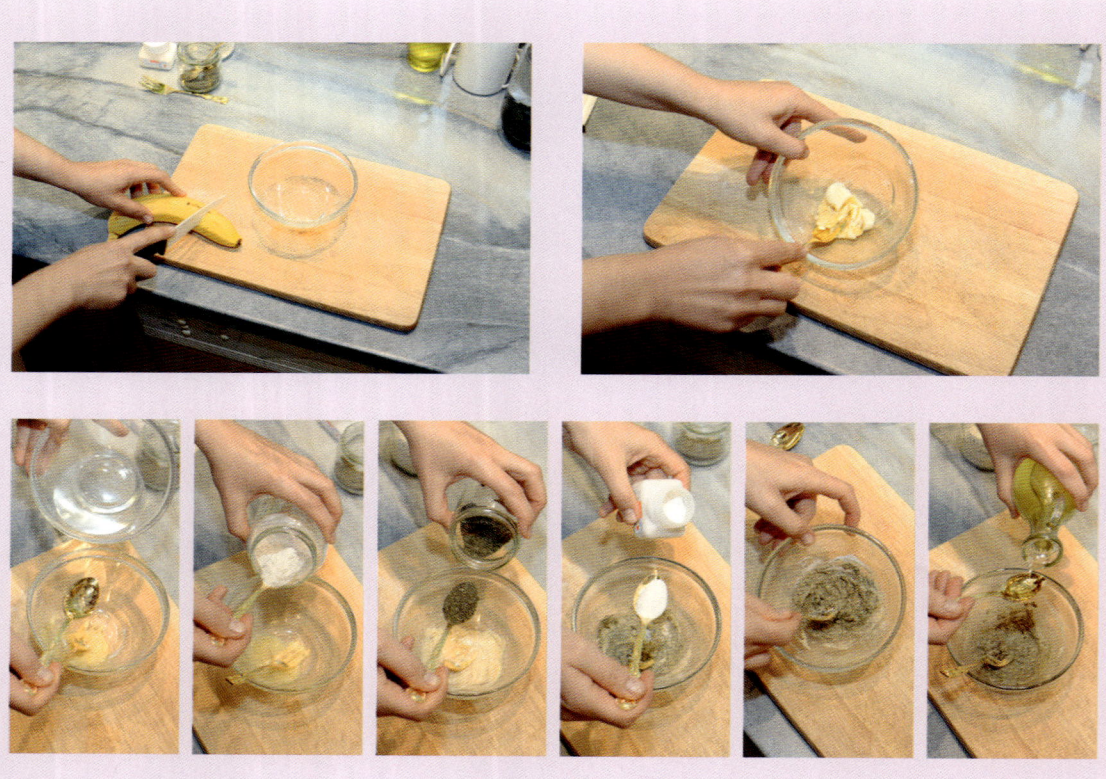

Die Rezeptur stammt aus Thailand. Die Frauen dort schwören darauf. Sie sind berühmt wegen ihrer besonders sanften und zarten Haut. Wenn du ganz tipp-topp aussehen musst, mache dir diese Maske. Du wirst über den supersanften Peeling-Effekt erstaunt sein.

Die thailändischen Frauen waschen diese Maske mit Kokoswasser ab. TIPP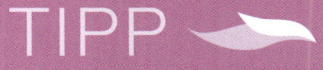

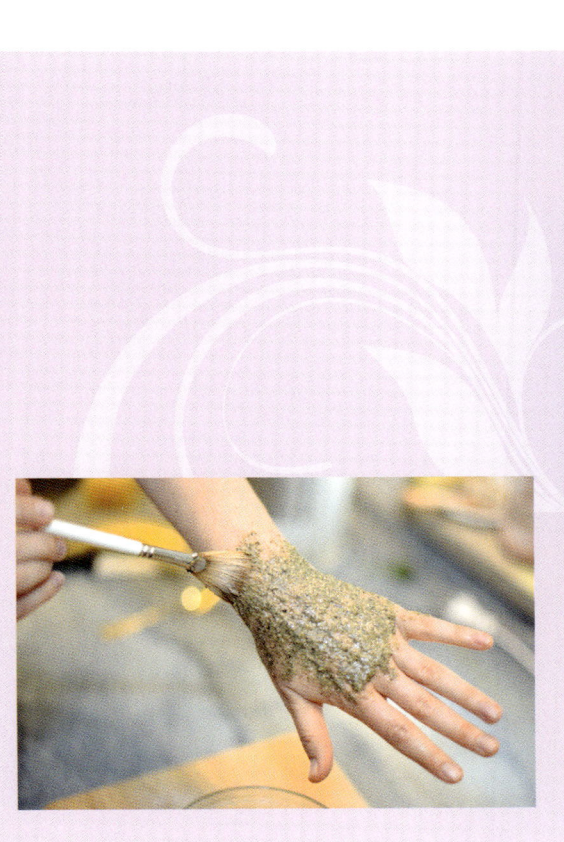

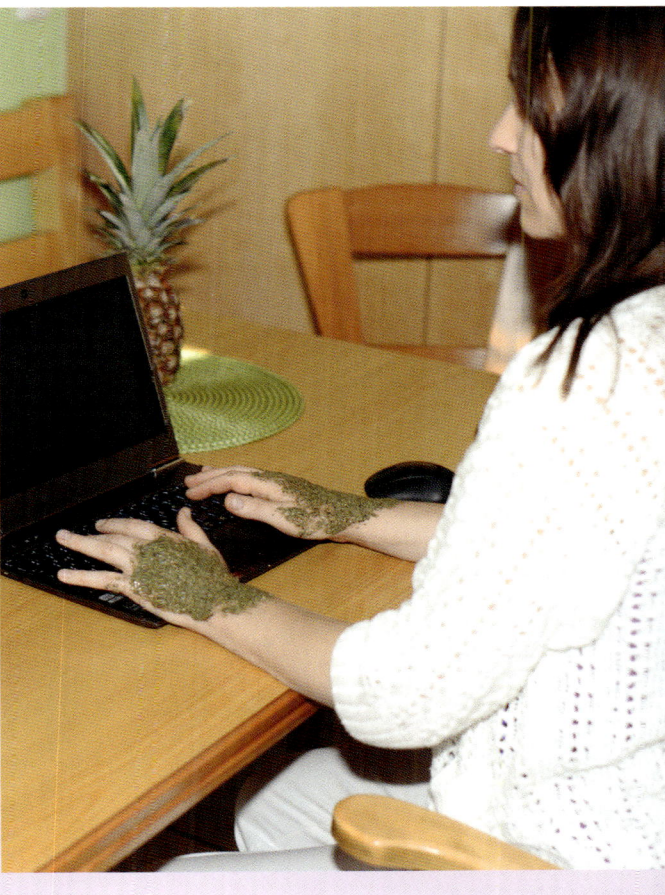

Mein junges Gesicht 53

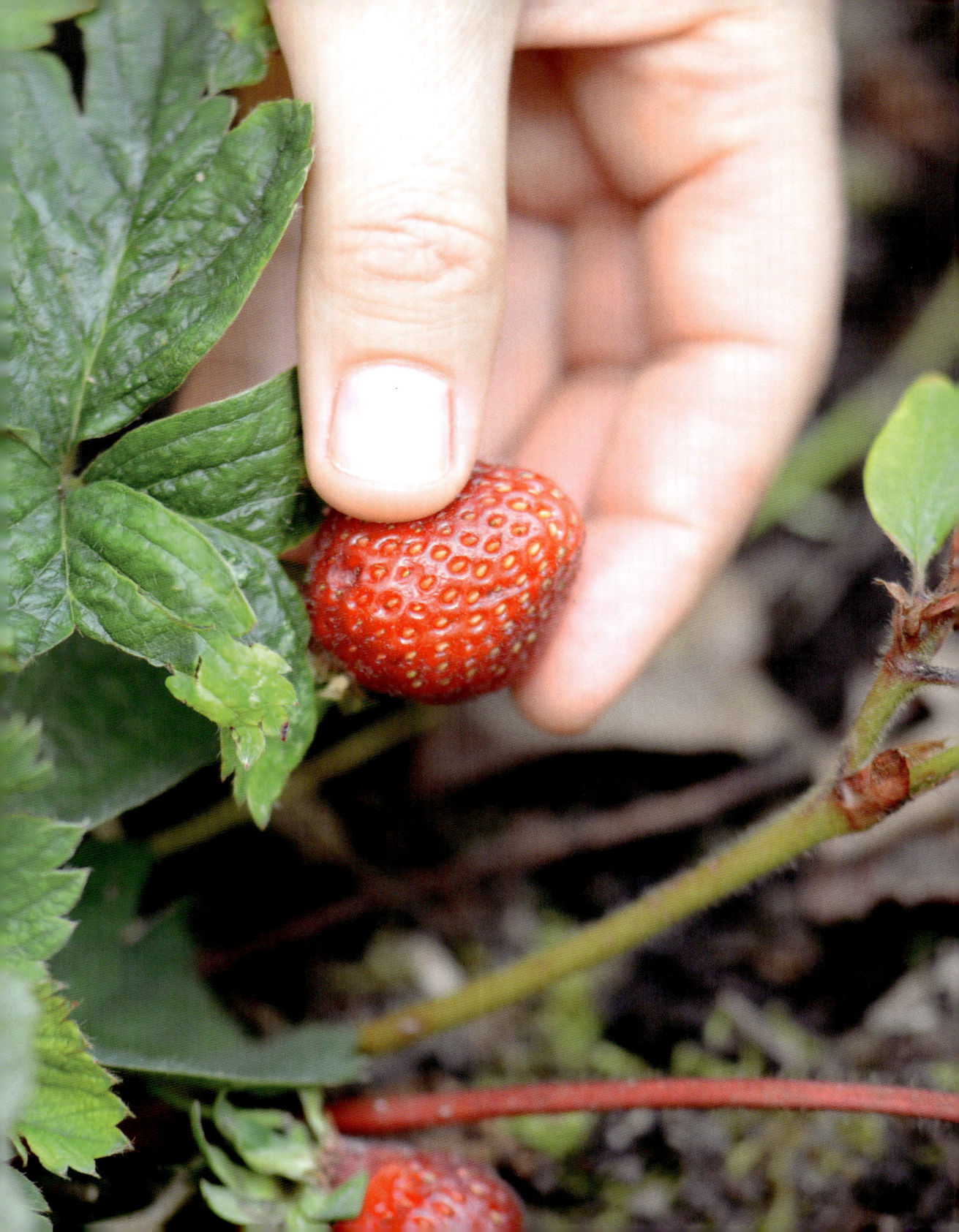

DIE ERDBEERE: EIN GESCHENK DES JUNGEN SOMMERS FÜR DAS JUNGE GESICHT

Wenn die Erdbeerzeit beginnt, ist der Sommer gerade bei uns angekommen. So frisch und zart wie der junge Sommer ist auch diese wunderschöne Frucht, die nicht umsonst als Symbol sinnlich betörender Schönheit gilt. Nutze sie, um deine eigene Attraktivität zu steigern!

Beginnen wir mit einer kurmäßigen äußerlichen Anwendung.

ERDBEER-HAUTKUR

Es geht ganz einfach. Nimm zwei oder drei reife Erdbeeren, am besten frisch gepflückt. Entweder du schneidest sie in dünne Scheiben, die du auf dein Gesicht auflegst. Oder du zerquetschst die Früchte und verteilst den Brei auf deinem Gesicht. Lasse es bis zu zehn Minuten einwirken. Danach mit klarem, lauwarmem Wasser abwaschen.

Versuche es damit zwei Wochen lang kurmäßig, also am besten täglich. Es wirkt vitaminisierend, macht die Haut weich und klar und hat auch einen leicht aufhellenden Effekt. Somit gerade auch für einen Hauttyp geeignet, der zur Pigmentation neigt. Und jeder wird froh sein, wenn die eigene Haut mit Feuchtigkeit versorgt wird und sich samtweich anfühlt!

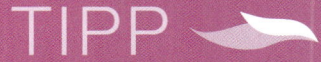

TIPP

Wenn du die Früchte kaufen musst, bitte immer Bio-Erdbeeren wählen. Die Erdbeere besitzt die Eigenschaft, Nitrate sehr gut speichern zu können. Sie gibt damit die gesundheitlichen Nachteile künstlicher Düngung in besonderem Maße an deinen Körper weiter.

ERDBEER-HIRSEMASKE: PEELING, SO SANFT WIE DER SOMMERWIND

4-5 Pfefferminzblätter

1 TL Kokosmilch

1/2 TL Wildrosenöl

Fein gemahlenes Hirsemehl

Die Erdbeere mit der Gabel zerquetschen, Pfefferminzblätter fein hacken und beides mischen. Kokosmilch und Wildrosenöl hineingeben und mit Hirsemehl verdicken. Diese Maske ist nicht nur für das Gesicht, sondern auch für die Handrücken und Füße sehr gut. Jeweils 15 bis 20 Minuten einwirken lassen.

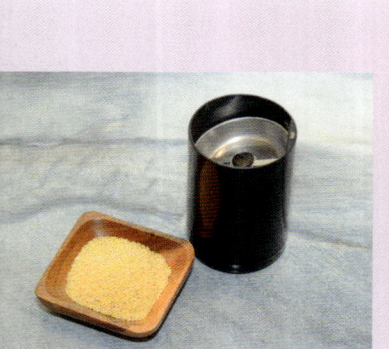
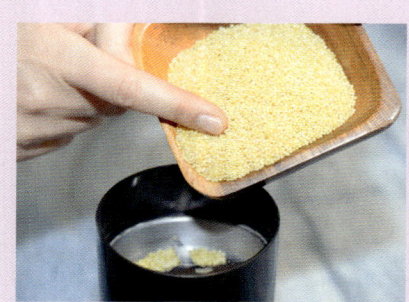
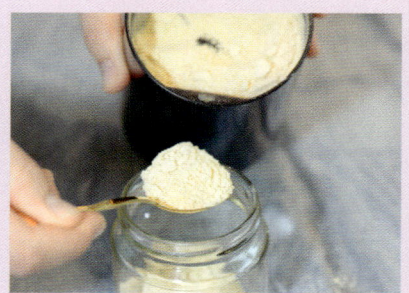
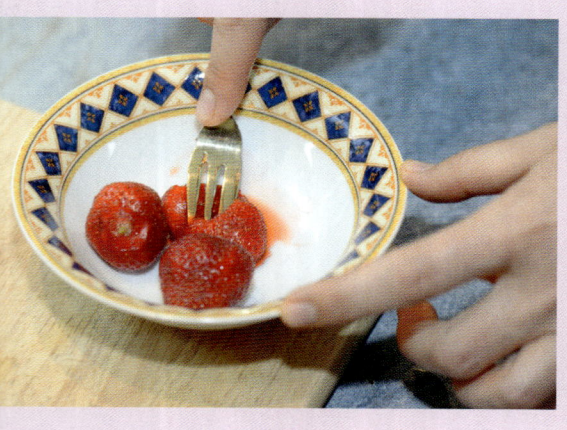
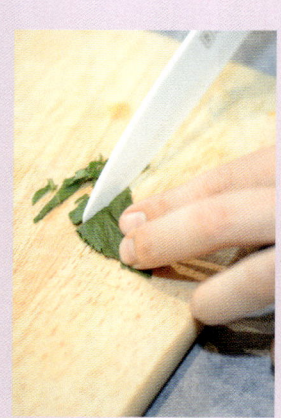
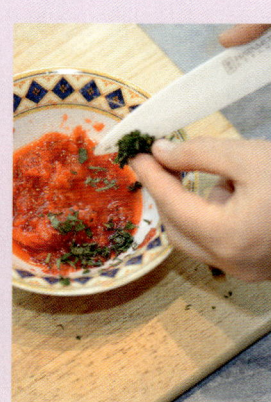

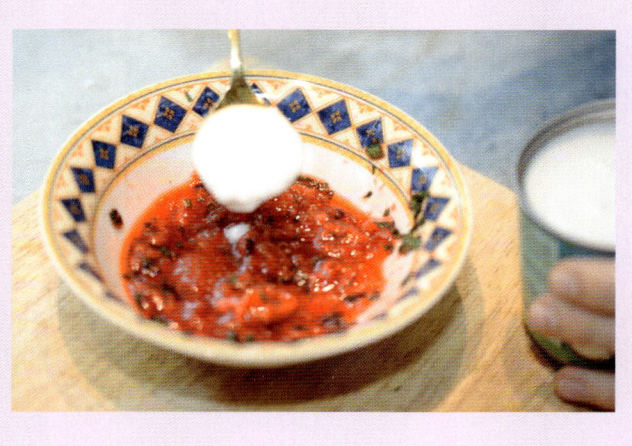
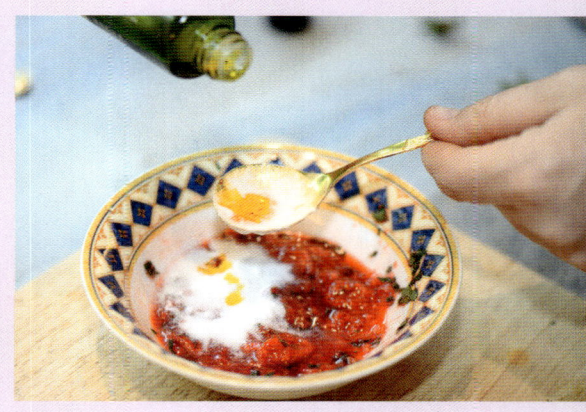
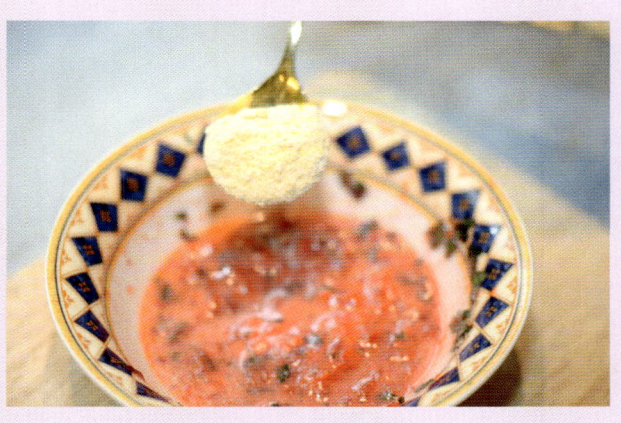
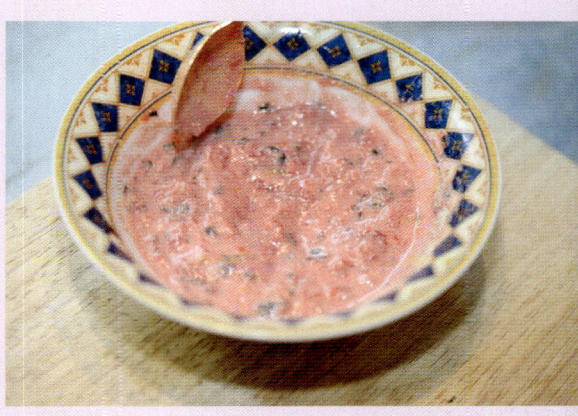
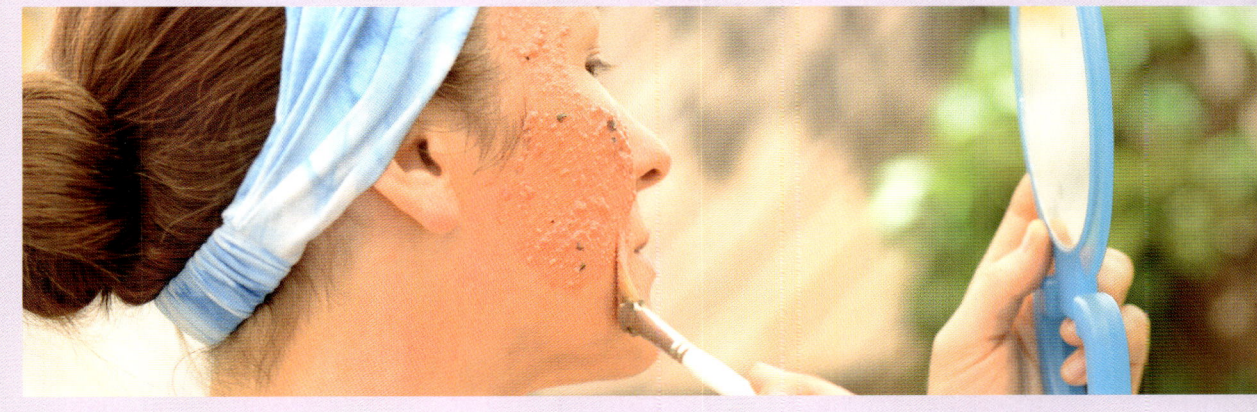

Mein junges Gesicht

TIPPS UND EMPFEHLUNGEN,
UM DEIN JUNGES GESICHT ZUM ERBLÜHEN ZU BRINGEN

GURKEN WIRKEN BASISCH

Fast jeder kennt die Gurke als Schönheitsmittel. Auch ich empfehle sie, und zwar weil sie stark basisch ist und der Übersäuerung des Organismus entgegenwirkt, die eine Begleiterscheinung der modernen Ernährungsweise ist. Das ist eben nicht nur für die Ernährung, sondern auch für die Hautpflege von Bedeutung.

Schneide dünne Scheiben und bedecke damit dein Gesicht. Lasse es eine Viertelstunde einwirken, und die Haut hat einen Impuls der Klärung und Entsäuerung bekommen. Auch sehr wirksam bei Akne.

ALOE VERA GIBT FEUCHTIGKEIT

Aloe Vera ist ein natürlicher Feuchtigkeitsspender und unterstützt die Regeneration der Haut. Aloe-Vera-Gel wirkt kühlend und entzündungshemmend. Auch den Saft kann man auf die Haut auftragen. Lass ihn einziehen und trage danach noch etwas Traubenkern-, Aprikosen-, Mandel- oder Kokosöl auf.

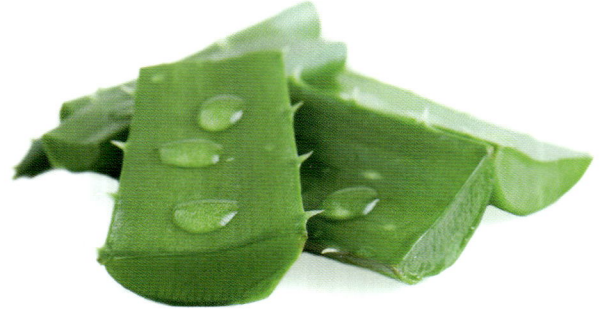

TIPP

WAS TUN GEGEN GESCHWOLLENE AUGEN?

1. Eine Sellerie-, Fenchel- oder Petersilienknolle fein reiben. Grünen Tee zubereiten. Ein Stück sauberen Stoff mit Tee tränken und leicht auswringen. Die geriebene Masse damit einlagig umwickeln und das Kissen auf die Augen legen. Zehn Minuten wirken lassen.

2. Petersilie und Kokosmilch mixen, unter die Augen und auf die Augenlider auftragen. Zehn Minuten wirken lassen und mit Wasser abspülen.

3. Eine rohe Kartoffel in dünne Scheiben schneiden und für zehn bis 15 Minuten auf die Augenlider legen.

4. Zwei Silberlöffel für paar Minuten in die Gefriertruhe legen, danach auf die Schwellung unter die Augen halten.

DIE KARTOFFEL: EIN ECHTER FALTENKILLER

Bereite daraus eine Paste, trage sie auf die Falten auf. 15 bis 20 Minuten einwirken lassen und mit klarem, lauwarmem Wasser abwaschen.

1 gekochte Kartoffel

1 TL Sesamöl

1 TL Zitronensaft

2 TL Kokosmilch

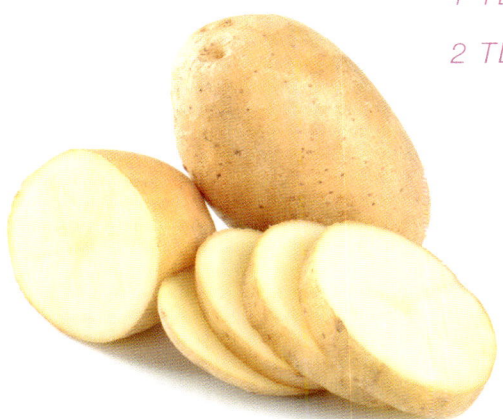

Mein junges Gesicht

WEINTRAUBEN: FEUCHTIGKEITSSPENDER FÜR EINE STRAHLENDE HAUT

Bitte nur Bio-Weintrauben benutzen! Schneide die Früchte in Hälften und reibe damit Gesicht und Handrücken. Klopfe den Saft ein bisschen in die Haut ein. Abzuwaschen brauchst du es nicht, und wenn die Haut etwas zieht, kannst du zusätzlich ein klein wenig Weintraubenkern-Öl eimassieren.

ANTI-AGING DANK APRIKOSE UND PFIRSICH

Wenn die Zeit der Pfirsiche und Aprikosen beginnt, solltest du die Gelegenheit nutzen, dir damit möglichst oft eine Gesichtsmaske zuzubereiten. Einfach einen reifen Pfirsich oder eine Aprikose zerdrücken und damit das Gesicht einreiben. Zehn Minuten einwirken lassen und mit lauwarmem Wasser abwaschen.

Oder du mischst diese beiden leckeren Früchte. Zerdrücke mit der Gabel etwas davon und gib etwas Sonnenblumenöl hinzu. 20 Minuten auf Gesicht und Handrücken einwirken lassen, anschließend wie üblich mit klarem, lauwarmem Wasser abwaschen.

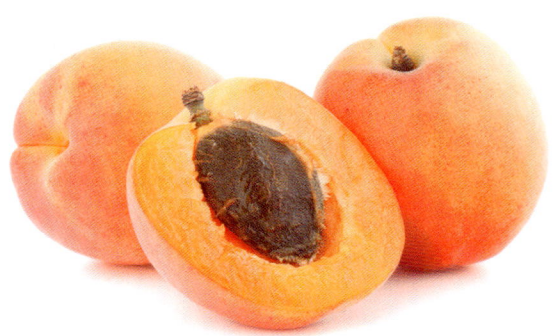

WER ES WILL: MAKE-UP

Zu besonderen Anlässen kann auch die natürliche Schönheit eine äußere Unterstützung brauchen. Ich empfehle zum Schminken nur Naturkosmetik aus Reformhaus, Bioladen und Bioversand. Lies bitte unbedingt die Produktbeschreibung. Nimm die Inhaltsstoffe zur Kenntnis. Wenn du etwas nicht verstehst, informiere dich darüber. Die Möglichkeit dazu hat man heute überall. Vertraue keiner Werbung, sondern kontrolliere, woher die Kosmetik stammt und wie sie hergestellt wurde. Kaufe nur Kosmetik, die als »vegan« gekennzeichnet ist. Nicht nur wegen deiner eigenen Gesundheit, sondern auch, um unnötige Tierversuche vermeiden zu helfen.

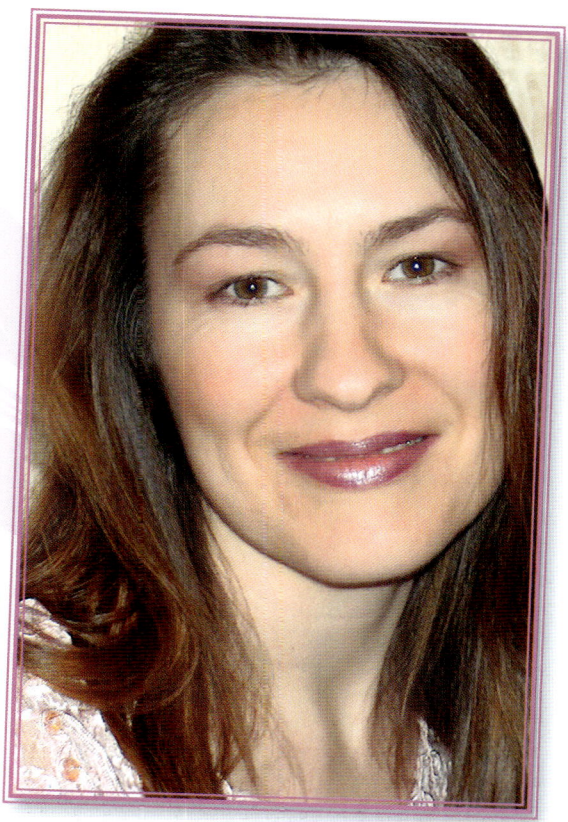

DIESE DINGE SOLLTEST DU IMMER ZUR VERFÜGUNG HABEN

ÖL ZUM ABSCHMINKEN

Zum Abschminken ist Öl das Mittel der Wahl. Ich bevorzuge dafür einfaches, naturbelassenes Olivenöl. Gib etwas davon auf die Hände, massiere die Haut damit und nimm es mit dem Kosmetiktuch ab. Danach noch mit Wasser abwaschen. Wenn dein Gesicht immer noch zu ölig ist, einfach noch mit Mehl nachwaschen.

BASENPULVER UND ALGENPULVER

1 TL Basenpulver
1 TL Algenpulver
1 TL Hafermehl
Wasser

Alles zu einem Brei verrühren, auf Gesicht, Hals und Handrücken ausstreichen. Zehn bis 15 Minuten einwirken lassen, mit lauwarmem Wasser abwaschen und danach etwas Kokosmilch einmassieren. Mit starkem Anti-Aging-Effekt.

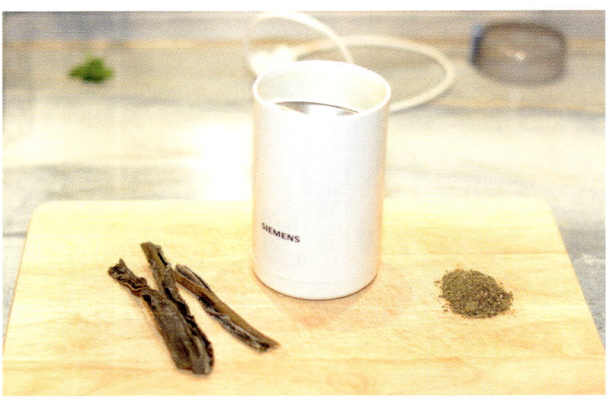

AMETHYST HILFT GEGEN PIGMENTIERUNG

Auch Edelsteine können die Zellstruktur unserer Haut unterstützen und sie straffen und verjüngen.

Der Amethyst ist ein wahres Schönheitswunder. Er hilft bei trockener Haut und wirkt der Pgmentierung entgegen, egal ob es sich um Sommersprossen, Muttermale oder Altersflecken handelt. Kaufe dir einen Amethyststab oder einen Trommelstein, befeuchte ihn mit deinem Speichel und massiere damit die pigmentierten Stellen auf deiner Haut. Beim Baden lege paar Amethystseine in die Badewanne.

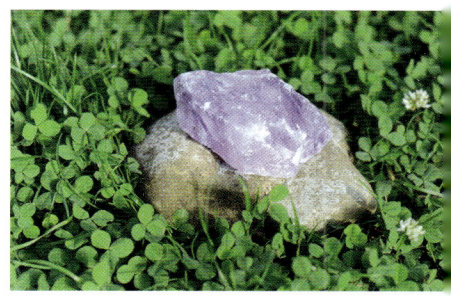

ONYX HILFT BEI HAUTUNREINHEITEN

Wenn die Haut zu Unreinheiten neigt, nimm einen circa 30 Gramm schweren Onyx-Stein und lege ihn in e nen Liter Wasser. Über Nacht ziehen lassen. Benutze das Wasser zur Hautreinigung.

SCHUNGIT UNTERSTÜTZT DEN VERJÜNGUNGSPROZESS

Schungit ist ein einzigartiges Mineral, das nur im Nordosten Russlands gefunden wird. Das Schungit-Granulat dient zur Herstellung von Schungitwasser. Lege circa 500 Gramm Granulat in zwei Liter Wasser. Drei Tage lang ziehen lassen. Danach kannst du das Wasser trinken und zum Gesichtswaschen benutzen. Man kann auch aus diesem Wasser Eiswürfel machen und morgens zum Erfrischen des Gesichtes benutzen. Schungit wirkt verjüngend!

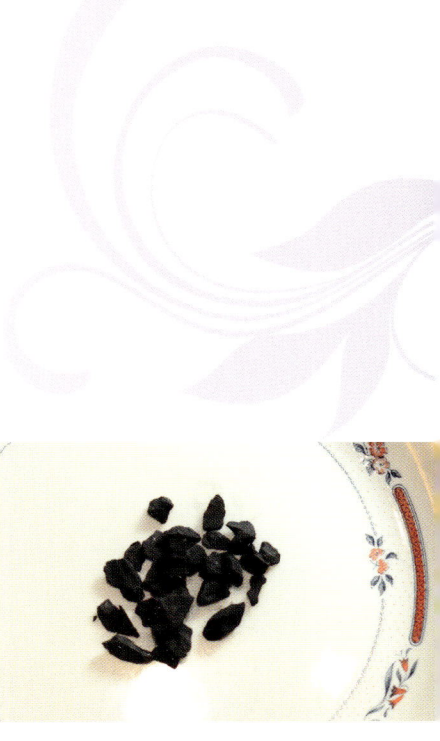

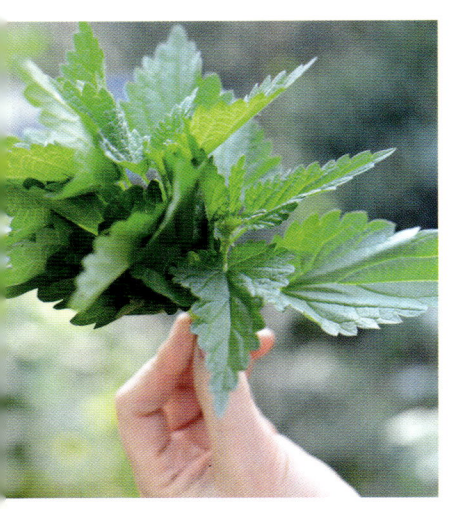

KRÄUTER: DAS UNERSCHÖPFLICHE POTENZIAL AUS GOTTES GARTEN

Kräuter sind nicht nur wunderbare Helfer, um unsere Gesundheit zu stärken. Du kannst sie auch einsetzen, um deine Schönheitspflege zu unterstützen, sowohl durch innerliche als auch durch äußerliche Anwendung. Um nur einige von ihnen zu nennen: Kamille, Salbei, Ringelblume, Melisse, Lavendel, Rosmarin, Brennnessel, Brunnenkresse, Schachtelhalm, Schlüsselblume, Schafgarbe, Spitzwegerich, Schöllkraut, Holunderblüte, Lindenblüte, Birkenblätter ... Es wäre möglich, allein darüber ein ganzes Buch für sich zu schreiben! Hier möchte ich dich nur auf die einfachste – und sehr vorteilhafte! – Anwendungsweise hinweisen: als Tee und als Kräuterwasser zur Gesichtswäsche und zum Baden.

KICHERERBSENMEHL UND HAFERMEHL: BESSER ALS SEIFE

Seife entfettet die Haut, macht sie trocken und rissig. Dabei ist unsere Haut auf natürliche Weise zur Selbstreinigung in der Lage. Selbstverständlich ist es wichtig, sich regelmäßig mit Wasser zu waschen. Wenn dazu eine Unterstützung nötig ist, dann sollte sie nicht chemisch, sondern mechanisch (durch leichtes Reiben) erfolgen. Das geeignete Mittel hierfür ist Mehl. Kichererbsenmehl und Hafermehl sind natürliche und effektive Mittel für die Körperwäsche: ob für die Hände, fürs Gesicht oder die Füße. Einfach etwas Kichererbsen- oder Hafermehl in die feuchte Haut einmassieren und dann mit klarem Wasser abwaschen. Diese Reinigung ist sanft und gründlich zugleich – die Haut bleibt zart und wird vor Austrocknung geschützt. Auch Dinkel- oder Roggenmehl sind geeignet.

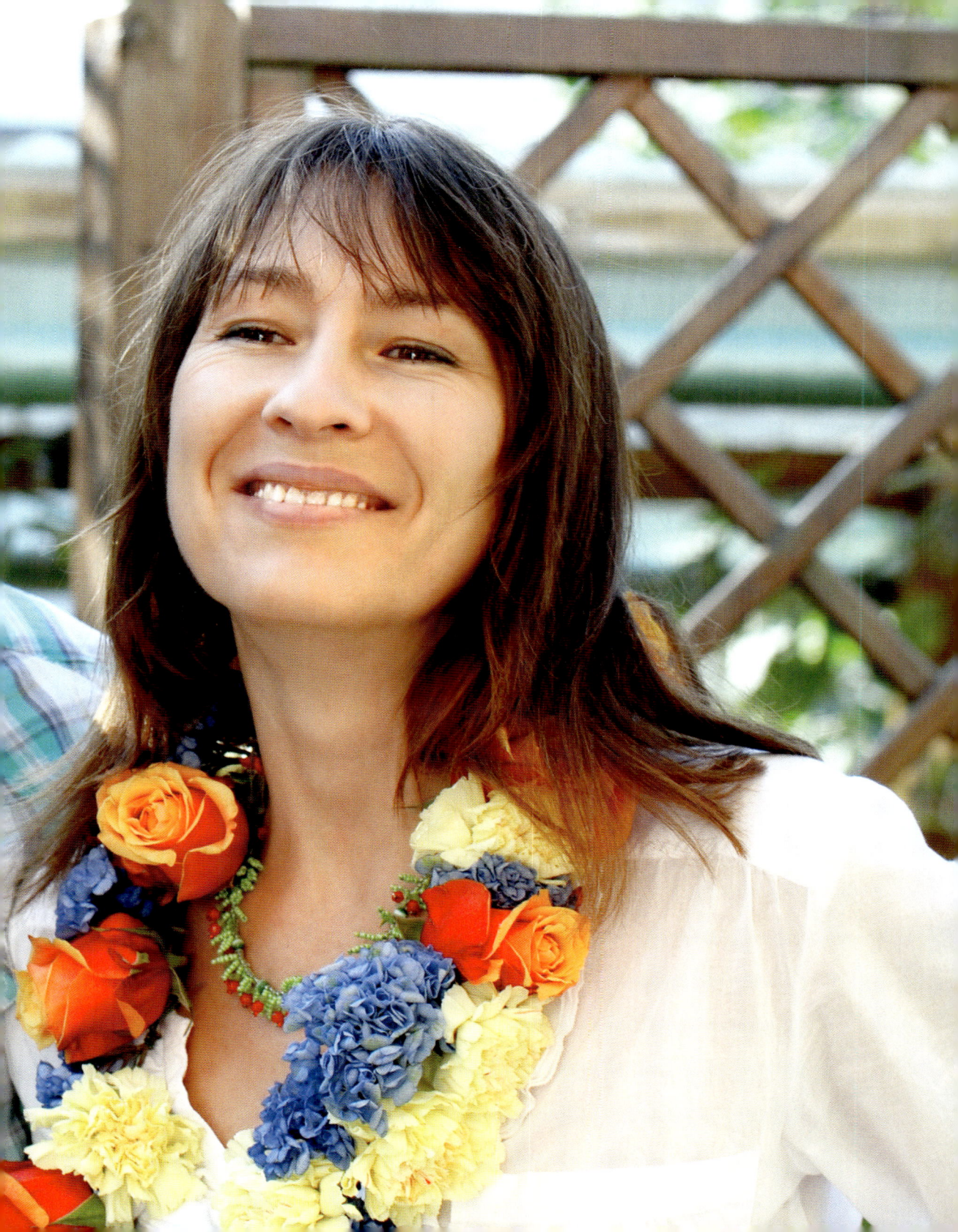

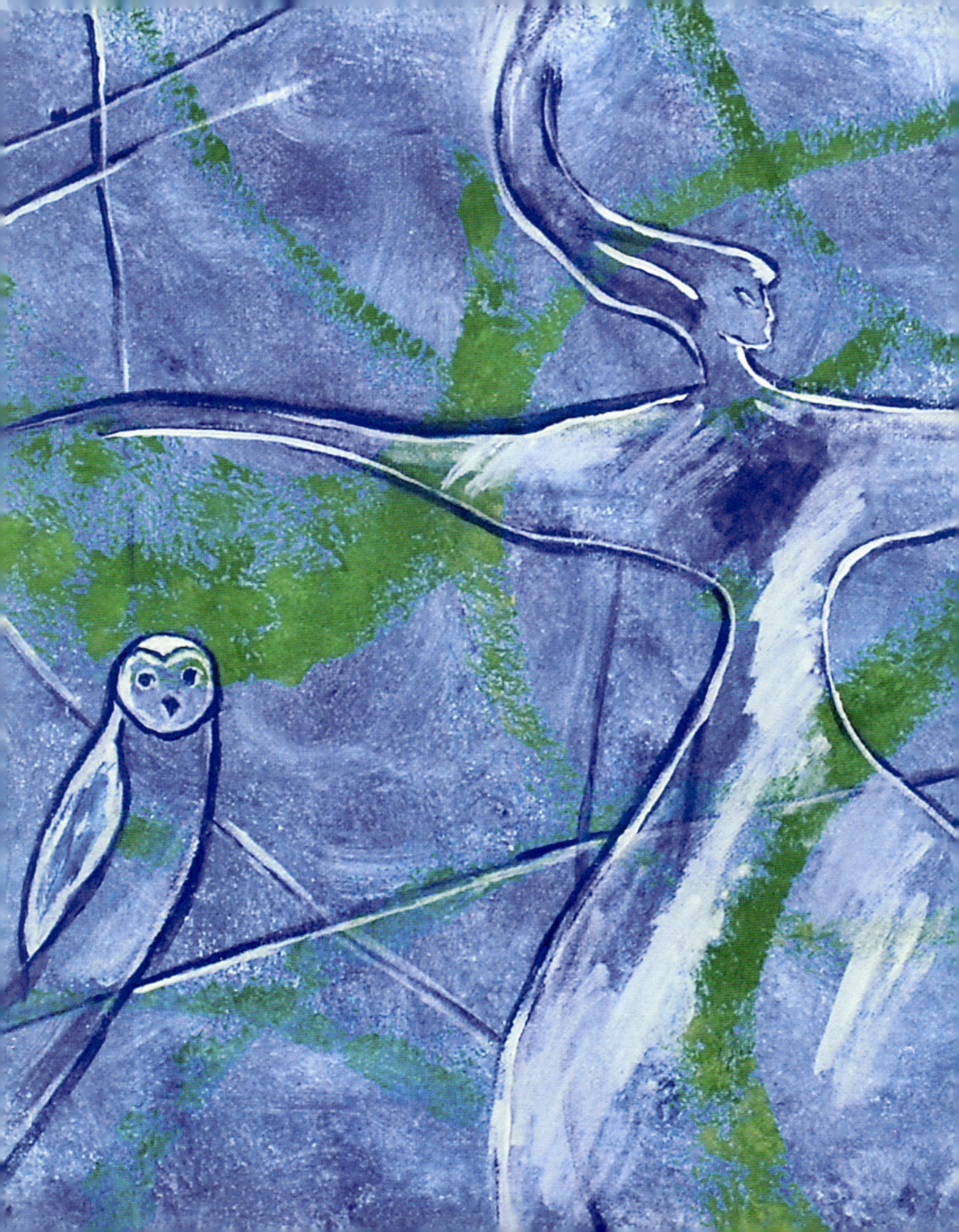

MEIN WUNDERSCHÖNER KÖRPER

Unser Gesicht ist immer zu sehen, doch verdient unser ganzer Körper Aufmerksamkeit und liebevolle Pflege. Wir können viel dafür tun, ihn jung und schön zu erhalten, aber meistens haben wir ja keine Zeit dafür. Auch mir geht es oft so, und deshalb versuche ich einer goldenen Regel zu folgen:

Lieber wenig, dafür täglich!

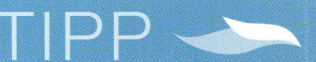

Und das zahlt sich aus. In Wirklichkeit brauchen wir nicht mehr Zeit, sondern mehr Achtsamkeit. Achtsam gegenüber dem eigenen Körper zu sein, das heißt nämlich: ihm die gleiche Aufmerksamkeit zu schenken wie all den anderen Dingen des täglichen Lebens, die wir für wichtig halten. Denn er ist doch wichtig, unser Körper – oder nicht? Im Grunde sind wir mehr auf ihn angewiesen als auf alles andere. Aber wenn wir das erst wahrhaben wollen, wenn er nicht mehr will, wenn er alt und krank wird, dann ist es vielleicht schon zu spät. Also achte deinen Körper, und sei achtsam ihm gegenüber. Man kann es auch so sagen: Setze seine Pflege auf deine tägliche Prioritätenliste. Glaube mir, du wirst dafür nicht mehr Zeit benötigen als für andere Dinge, die schon auf dieser Liste stehen

Als ich mich dazu entschloss, meinen Körper gut zu behandeln und ihm seine Bedürfnisse zu erfüllen, habe ich gemerkt, dass sich meine Prioritäten von ganz allein wandelten. Auch du kannst zum Beispiel, anstatt Fernseher zu schauen oder im Internet zu hängen, zwischendurch ein paar Übungen machen. Oder einfach spazieren gehen. Noch etwas: Sobald du beginnst, dich selbst mit liebevoller Aufmerksamkeit zu beschenken, erkennst du, dass

du mehr Möglichkeiten hast, als du bisher annahmst. Du gehst automatisch dazu über, deine Verpflichtung gegenüber dir selbst nicht sofort zu vergessen, sobald du deinen Verpflichtungen gegenüber deinen Lieben nachkommst. Während du zum Beispiel das Mittagessen für die Familie kochst, kannst du dir etwa auch ein Körperpeeling für deine Abenddusche zubereiten. Ich koche und sorge gern für meine Familie, aber ich bin so frei und sage, das macht mir gleich doppelt so viel Spaß, wenn ich dabei noch etwas für mich selbst tun kann!

Wenn du im Alltag deine Prioritäten so umstellst, dass du an der ersten Stelle stehst, dann findest du immer Zeit für dich. Auf meiner persönlichen Prioritätenliste stehe ich an erster, an zweiter und an der dritten Stelle in meinem Leben. Erst dann kommen meine Familie, meine Arbeit und alle andere Pflichten und Tätigkeiten. Und das funktioniert gut! Wenn ich glücklich und zufrieden bin, so ist auch meine Familie glücklich und zufrieden. Ich habe mehr Freude am Leben, bin an meine Inspiration gut angeschlossen und eröffne mir den nötigen Raum für Kreativität und Entfaltung. So kann ich fokussierter arbeiten und meine kostbare Zeit bewusst einteilen. Damit kommen auch meine Familie, meine Haustiere und der Garten zu ihrem Recht.

Für mein Zeitmanagement habe ich mein ganz persönliches Schönheitsprogramm-Minimum und -Maximum entwickelt. Das Minimum absolviere ich täglich. Ich schaffe es sogar noch, mich an dieses Programm zu halten, wenn ich Seminare gebe und unterwegs bin. Das Maximum kommt mindestens einmal in der Woche dran. Mehr dazu findest du im Kapitel »Mein tägliches Fitnesstraining«.

Entscheide dich für dich selbst, das ist der wichtigste Schritt zu deiner Ganzheit! Denn darin liegt das Geheimnis wahrer Schönheit. Schönheit, die innen beginnt, ist vol-

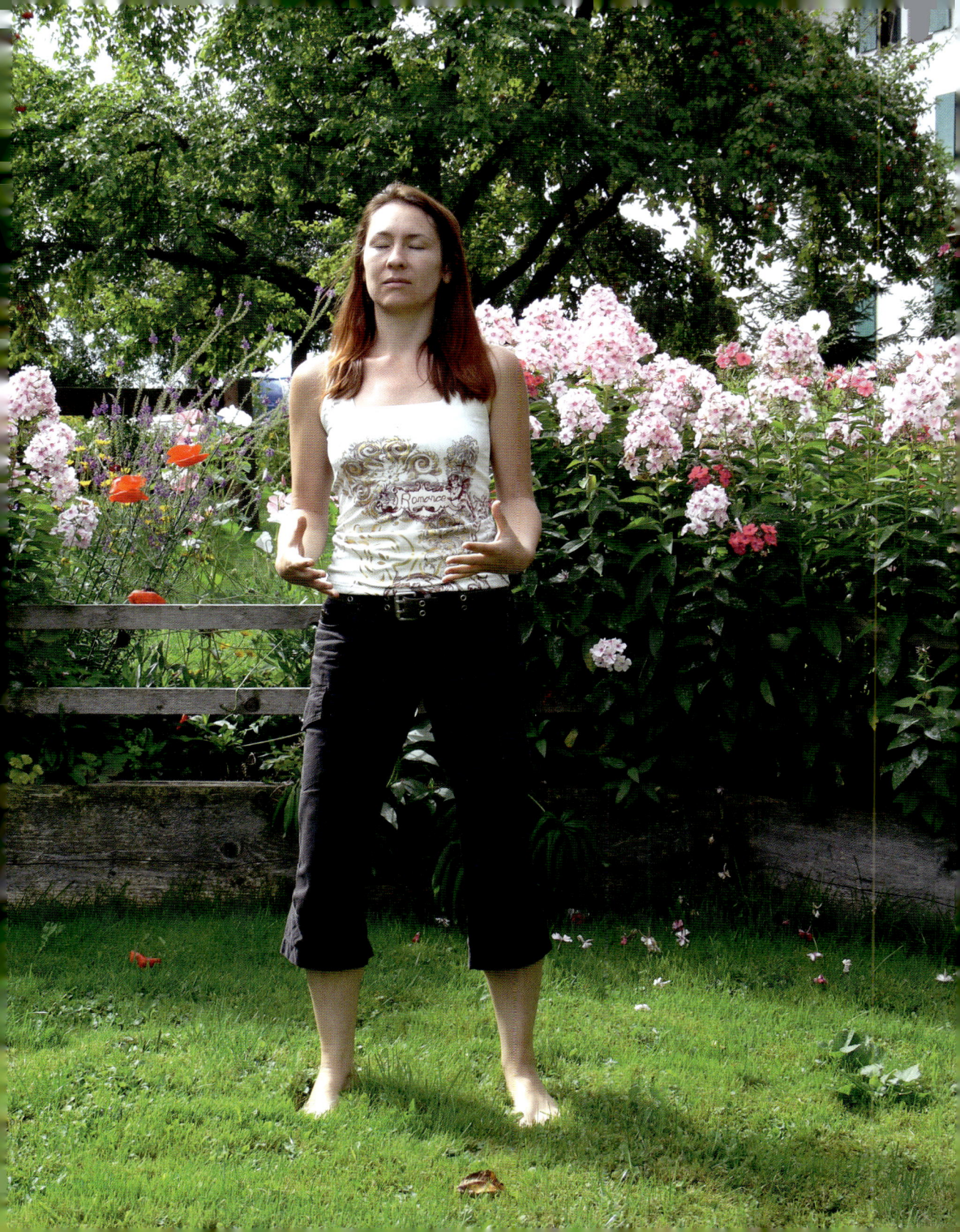

ler Liebe und Licht. Du kannst sie mehren, indem du dir selbst täglich eine Liebeserklärung machst. Vielleich klingt das jetzt für dich etwas komisch, aber genau dies ist das beste Rezept, um deine Zellen zu verjüngen und deinen Körper zu verschönern. Alles, was du für dich tust, solltest du mit der Haltung tiefer Selbstliebe und vollkommener Selbstannahme tun.

Ganzheitlich gesehen, können wir für unseren Körper sehr viel tun, um ihn schön und gesund zu erhalten. Zum Beispiel durch: Bäder, Körperpeelings, Massagen, Körperübungen, Meditation, bewusste Entspannung, Energiearbeit, bewusste Atmung, Visualisierungen und Mentalübungen.

DER »GANZE ATEM«:
ATMEN DURCH ALLE POREN

ÜBUNG

Setze oder lege dich bequem hin. Schließe deine Augen und fokussiere dich auf deinen Körper und aufs Atmen. Spüre, wie du kühle Luft mit der Nase in dich aufsaugst und warme Luft beim Ausatmen nach außen beförderst. Sobald deine Aufmerksamkeit »fest« geworden ist, stell dir vor, dass du jetzt durch deine Schilddrüse ein- und ausatmest, als ob in deinem Hals ebenfalls eine Nase wäre. Du nimmst wahr, wie beim Einatmen kühle Luft in deinen Hals hereinströmt und wie sie dort beim Ausatmen als warme Luft wieder hinausgeht. Verweile etwas bei dieser Empfindung. Dann stellst du dir vor, dass du mit dem ganzen Körper atmest. In jede einzelne deiner Poren strömt beim Einatmen kühle Luft herein und beim Ausatmen wieder hinaus. Du atmest jetzt mit dem »ganzen Atem«. Nimm dabei wahr, welche Teile deines Körpers du noch am wenigstens fühlst, und lenke daraufhin deine Aufmerksamkeit verstärkt dorthin.

Diese Übung ist sehr vielseitig: Sie kann sowohl entspannend als auch anregend wirken. Wie du selbst darauf reagierst, wirst du schnell herausfinden. Es kann auch von mal zu Mal anders sein – je nach Tagesform, je nachdem, ob du dich hellwach oder eher schläfrig fühlst. Du weißt sehr bald, wo dich der »ganze Atem« jeweils hinführen wird. Um zu entspannen, kannst du ihn vor dem Einschlafen praktizieren, zur Anregung nach dem Aufwachen oder tagsüber.

MENTALE GYMNASTIK MIT PRANA FÜR DEN SCHÖNEN JUNGEN KÖRPER

Diese Technik hast du in anderer Form bereits im Kapitel »Mein junges Gesicht« kennengelernt. Hier zeige ich dir weitere Anwendungen, die damit möglich sind.

Immer wieder sind die Menschen erstaunt darüber, wie wirkungsvoll die mentale Gymnastik ist. Für mich ist es gar nicht so erstaunlich. Die größte Kraft in uns ist der Geist – wir sind es einfach nur nicht gewohnt, uns dieser Kraft zu bedienen, außer mit dem denkenden Verstand. Mit Hilfe der Visualisierung jedoch erschließen wir tiefere geistige Schichten und machen uns die ihnen innewohnende, ebenso feine wie machtvolle Kraft zunutze.

Ich würde sogar so weit gehen und sagen, mentale Gymnastik kann weitaus wirkungsvoller sein als herkömmliche, rein physische. Mentale Gymnastik funktioniert nämlich nur, wenn du wirklich wach bist und wenn deine Aufmerksamkeit voll und ganz bei deiner inneren Empfindungen bleibt. Und du weißt: Alles, was wir voll bewusst tun, wirkt doppelt. Normale Körperübungen dagegen werden sehr oft nur mit halber Aufmerksamkeit ausgeführt. Sobald man sie einmal zu beherrschen gelernt hat, neigt man dazu, sie gewohnheitsmäßig zu vollziehen. Geistig ist man dabei vielleicht sogar völlig abwesend, weil die Gedanken um Themen kreisen, die nichts mit dem gegenwärtigen Moment zu tun haben. Mentale Gymnastik unterliegt diesem Automatisierungseffekt nicht. Sie erfordert sowohl die Beweglichkeit als auch die Stabilität unserer Aufmerksamkeit. Sonst funktioniert sie gar nicht.

Die Wirkung ist absolut überraschend und erfüllt das Herz mit Freude: spüren wir dadurch doch sehr deutlich, und vielleicht überhaupt das erste Mal ganz bewusst, das Fließen des Prana durch unsere Zellen. Es liegt in der Natur dieser universalen Lebensenergie, dass sie immer dorthin strömen will, worauf wir im Körper unsere Aufmerksamkeit richten, dorthin, wohin unsere innere Bewegung geht.

Unser Gehirn unterscheidet ja nicht zwischen dem, was wir äußerlich und dem, was wir innerlich erleben. Unser Körper reagiert darauf deshalb stets gleich. Außer, dass es bei mentaler Gymnastik keine Nebenwirkungen wie Muskelkater oder gar Verletzungen geben kann. Auch ist keinerlei körperliche Erschöpfung zu verzeichnen.

Bei der mentalen Gymnastik kannst du sitzen oder liegen. Die Körperbewegungen werden ausschließlich visualisiert. Wesentlich ist dabei aber, es sich nicht nur vorzustellen, sondern es auch körperlich wahrzunehmen. Dabei bewegen sich deine Muskeln ganz minimal. Diese Regungen sind so fein, dass es als reine Energiebewegung gelten kann. Dadurch kommt der Fluss des Prana in Gang, die Lebensenergie strömt hochkonzentriert in deine Körpersysteme: Haut, Muskulatur, Knochen, Blut und Organe werden feinstofflich genährt, belebt und verjüngt. Der Atem wird leicht und sanft und verbindet sich völlig ungezwungen mit unseren inneren Bewegungen.

> **TIPP**
>
> Mentale Gymnastik immer schön langsam und voll bewusst machen!

Wie du bereits erfahren hast, wird die mentale Gymnastik in leichter Trance praktiziert. Hab keine Scheu vor dieser Technik. Du bleibst dabei voll bewusst und wirst diesen ebenso angenehmen wie nützlichen Bewusstseinszustand bald zu lieben beginnen.

ÜBUNG

Jede Bewegung kann drei- bis zehnmal ausgeführt werden. Wenn du es wünschst und dich wohl dabei fühlst, aber auch öfter. Bitte immer darauf achten, dass die Bewegung rein innerlich ausgeführt wird, dass sie »fein und energetisch« bleibt!

1. Um in die Trance zu kommen, schau im Winkel von circa 45 Grad nach oben, fixiere deinen Blick, zähle bis sieben und schließe dann die Augen.

2. Schau deinen Körper vor deinem inneren Auge an. Versuche zu erkennen, ob er dir als hell oder als dunkel erscheint. Möglicherweise sieht er hell aus, aber du nimmst einige dunkle Stellen und Flecken wahr. Oder er erscheint dir als durchgehend schattig-grau.

3. Füße: Mit ihnen beginnen wir und bewegen uns im Lauf der Übung mit unserer Aufmerksamkeit von unten nach oben im Körper. Bewege die Zehen beider Füße nach oben und unten, kreisend und krallend. Bewege dann mit Hilfe der Sprunggelenke den ganzen Fuß auf die gleiche Art und Weise.

4. Unterschenkel und Knie: Beide Unterschenkel (Waden) anspannen und wieder entspannen. Danach lass deine Knie kreisen. Bewege dabei die Füße nach oben und unten.

5. Oberschenkel und Hüfte: Beide Oberschenkel anspannen und wieder entspannen. Dann Hüften kreisen lassen – erst nach der einen, dann nach der anderen Richtung.

6. Gesäß und unterer Rücken: Die Gesäßmuskeln anspannen und wieder entspannen. Danach strecke und wölbe deinen unteren Rücken.

7. Bauch und Taille: Die Bauchmuskeln anspannen und wieder entspannen. Lass dann den Oberkörper kreisen – erst in die eine und dann in die andere Richtung.

8. Brust und Rücken: Die Brust- und Rückenmuskeln gemeinsam anspannen und entspannen. Dann drehe den Oberkörper zur Seite – erst in die eine und dann in die andere Richtung.

9. Schulter und Oberarme: Drehe die Schultern zur Seite – erst in die eine und dann in die andere Richtung. Dann die Oberarmmuskeln anspannen und entspannen.

10. **Ellbogen und Unterarme:** Lass die Ellbogengelenke kreisen – erst in die eine und danach in die andere Richtung. Dann die Oberarmmuskel anspannen und wieder entspannen.

11. **Handgelenke und Finger:** Bewege die Hände aus den Handgelenken heraus kreisförmig – erst in die eine und dann in die andere Richtung. Dann die Finger: nach oben und unten, kreisend und krallend.

12. **Hals und Kopf:** Hier nimmst du die Übung so vor, wie bei der mentalen Gymnastik für Gesichtsverjüngung (Kapitel »Mein junges Gesicht«) beschrieben. Danach wird dein Körper komplett mit Prana versorgt sein!

13. Abschließend nimmst du deinen Körper als Ganzes wahr. Erschaue vor deinem inneren Auge, wie er jetzt aussieht. Ist er heller geworden? Ist da ein Leuchten, von innen heraus?

14. Um aus der Trance zu gelangen, sprich folgenden Satz: »Ich werde jetzt bis drei zählen, bei drei öffne ich die Augen und bin hellwach, sehr zufrieden, energievoll und wunderschön.« Dann zähle bis drei, öffne die Augen und nimm wahr, wie sich dein Körper anfühlt. Betrachte dich im Spiegel.

Sobald du das Prinzip verinnerlicht hast, kannst du deine eigenen inneren Bewegungen kreieren.

Ich wiederhole nochmals: Wenn wir hier das Wort »Bewegung« verwenden, dann im Sinne minimalster, unsichtbarer Regungen der Muskeln. Du denkst dir die Bewegung aus, du visualisierst sie – nimmst sie gleichwohl dabei körperlich wahr. Du übst und atmest sehr langsam, aber absolut fokussiert.

Man kann auf diese Weise sogar mental an Fitnessgeräten trainieren, auch laufen oder Fahrrad fahren. Du stellst dir vor, wie du Fahrrad fährst oder läufst, vielleicht auch ruderst. Nur dürfen die inneren Bewegungen nicht zu schnell werden, denn das Prana fließt nur dann stark und ungehemmt, wenn du sie wirklich ganz aufmerksam ausführst. Und, wie gesagt, du darfst nicht nur im Kopf arbeiten, sondern musst die Körperwahrnehmung einschalten.

MEDITATION HILFT DEINEM WUNDERSCHÖNEN KÖRPER

Auch durch Meditation können wir unserem Körper helfen, seine natürliche Schönheit zu bewahren oder sie wiederherzustellen. Eine Meditation muss nicht lange dauern. Oft genügen schon fünf bis zehn Minuten am Tag, um sichtbare Ergebnisse zu erzielen.

Vor dieser Meditation denke an deinen Wunschkörper. Wie möchtest du deinen Körper sehen? Was ist dein Ideal? Vielleicht denkst du an ein Bild aus deiner Jugendzeit, wo du dich wohlgeformt und jugendlich schön fandst. Lass dieses Bild so lebhaft wie möglich vor deinem inneren Auge erscheinen. Diese Meditation hilft auch sehr gut bei der Gewichtsoptimierung.

MEDITATION: DEN KÖRPER NEU FORMEN

Setze oder lege dich bequem hin. Schließe deine Augen. Atme bewusst ein und aus. Spüre deinen Körper, sei bei dir und in dir.

Fokussiere dich auf das Ausatmen. Beobachte, wie dabei warme Luft entsteht. Nun stelle dir vor, dass du *nach innen* ausatmest und dein Körper mit jedem Ausatmen mehr und mehr mit der warmen Luft ausgefüllt wird. Wie einen Luftballon bläst du dich auf, wirst größer und größer, bis du dich in eine Kugel von drei Metern Durchmesser verwandelt hast.

Jetzt rufe dein Idealbild von dir selbst ins Gedächtnis. Fokussiere dich jetzt aufs Einatmen: Du atmest kalte Luft in dich hinein und kühlst dich von innen her ab. Und beim Ausatmen lässt du die warme Luft, die du vorher in dich hinein gelassen hast, wieder hinaus und beginnst dich neu zu formen. Vor deinem inneren Auge siehst du, wie deine Taille sich formt, dein Po, deine Beine und Füße. Auch dein Bauch, deine Brust, der Rücken und die Arme, dein Hals und das Gesicht.

Spüre, wie du aus dir selbst heraus neu entstanden bist. Nimm jetzt deine Veränderung körperlich wahr und bejahe sie innerlich. Sage dir: »Ja, das ist mein Wunsch und mein Wille: meinen göttlichen Körper wiederzuerlangen und für alle Zeiten zu bewahren!«

Nimm dann wahr, wie sich dein Ergebnis in der Matrix des Universums verwebt und verwurzelt. Und empfinde tiefe Dankbarkeit dir selbst gegenüber, für die Zeit und die Liebe, die du dir von nun an selbst gibst. Umarme dich und komme wieder zurück.

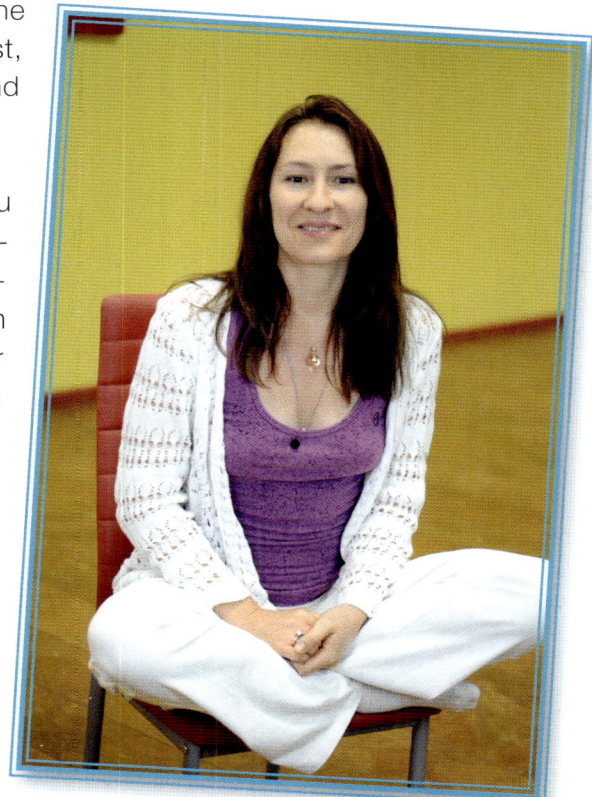

Mein wunderschöner Körper

»GANZ NORMALE« KÖRPERPFLEGE: DEINE TÄGLICHE LIEBESERKLÄRUNG AN DICH SELBST

Wie schon gesagt: Du kannst deine Schönheit mehren, indem du dir selbst täglich eine Liebeserklärung machst. Und wie in einer intakten Beziehung zwischen zwei Menschen, so klappt das auch zwischen dir und deinem wunderschönen Körper am besten, wenn du scheinbare Selbstverständlichkeiten zu kostbaren Momenten bewusster Zuwendung reifen lässt. Ich meine die täglichen Verrichtungen der allgemeinen Körperpflege, die zu etwas wahrhaft Besonderem werden können, wenn du sie mit der Haltung tiefer Selbstliebe und bedingungsloser Selbstannahme verrichtest.

SICH WASCHEN: NICHT EINFACH NUR REINIGUNG, SONDERN LIEBKOSUNG DER HAUT

Das Beste, was du deiner Haut angedeihen lassen kannst, wenn du sie wäschst, ist, auf Seife zu verzichten.

Warum?

Es gibt prinzipiell zwei Arten der Hautreinigung: chemisch, also durch Stoffe, die mit der Haut reagieren und ihre Zusammensetzung verändern, oder »mechanisch«, also durch Reiben und Putzen. Wobei die Verwendung von sauberem, klarem Wasser eher zur zweiten Form der Reinigung gehört, da es sich gegenüber unserem Körper chemisch neutral verhält und das Wegspülen hautfremder Stoffe durch Wasser genau betrachtet eine mechanische Einwirkung darstellt.

Seife entfernt unerwünschte Stoffe auf der Haut chemisch. Doch sie nimmt dabei auch eigentlich erwünschte und sogar lebenswichtige Stoffe mit sich. Den Reinigungseffekt erzielt sie nämlich dadurch, dass sie die Fette aus der Haut herauslöst, in denen aber viele nährende und schützende Stoffe gebunden sind. Wenn man sagt, »Seife macht die Haut trocken«, dann ist das noch geschmeichelt. Es geht beileibe nicht nur um Feuchtigkeit! Die Entfernung von Schmutz ist recht betrachtet nur ein Nebeneffekt des Waschens mit Seife. Der Haupteffekt ist, dass die Haut sich dadurch nachhaltig verändert. Was in dem Moment offenbar wird, da sie Risse bildet und erkennbar schneller altert.

Dabei ist unsere Haut auf natürliche Weise zur Selbstreinigung in der Lage. Selbstverständlich ist es wichtig, sich regelmäßig mit Wasser zu waschen. Wenn dazu eine Unterstützung nötig ist, dann sollte sie aber nicht chemisch, sondern mechanisch (durch leichtes Reiben) erfolgen. Das geeignete Mittel hierfür ist Mehl.

Am besten eignen sich Hafer-, Kichererbsen-, Dinkel-, Erbsen- und Linsenmehl. Ich mahle mein Mehl immer frisch in der Getreidemühle oder einfach in einer Kaffeemühle. Probiere es aus, du wirst erstaunt sein, wie weich deine Haut auch noch nach dem Waschen sein wird.

Und so geht es: Einfach etwas von deinem Mehl in die feuchte Haut einmassieren und dann mit klarem Wasser abwaschen. Diese Reinigung ist sanft und gründlich zugleich – die Haut bleibt zart und wird vor Austrocknung geschützt. Sie wird dir diese liebevolle Behandlung danken!

SICH DIE ZÄHNE PUTZEN:
BEWUSSTE AUFMERKSAMKEIT UND BEWUSSTER EINKAUF

Viele Menschen sind schon halb am Einschlafen, wenn sie sich vor dem Zubettgehen die Zähne putzen. Entweder sie machen dann kurzen Prozess – oder sie schrubben gefühllos vor sich hin. Das erste ist keine wirkliche Reinigung, das Zweite kann den empfindlichen Zahnschmelz schädigen. Deine Zähne haben es verdient, dass du auch sie mit bewusster Aufmerksamkeit behandelst!

Aber das unbewusste Verhalten fängt meist schon beim Kauf der Zahnpasta an. Wenn empfohlen wird, Zahnpasta möglichst nicht zu schlucken, so spricht das doch Bände, oder nicht? Ich hätte da meine Bedenken, ob man so etwas dann überhaupt in den Mund nehmen sollte. Leider befinden sich in gewöhnlicher Zahnpasta nicht wenige Stoffe, die in unserem Mund nun wirklich gar nichts verloren haben.

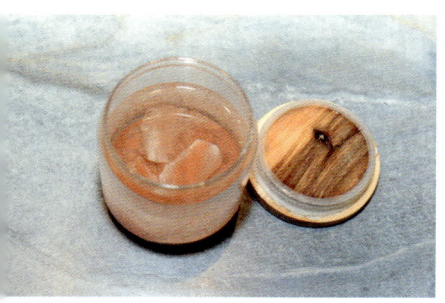

Ich putze meine Zähne mit Sole. Dafür nehme ich naturbelassenes Steinsalz. Um eine Solekonzentration herzustellen, werden die unbehandelten Steinbrocken in Wasser gelegt. Haben sie sich aufgelöst, füllst du diese Flüssigkeit in einen kleinen Becher um und tauchst deine Zahnbürste hinein. Wenn ich viel Obst gegessen und davon noch einen leicht säuerlichen Geschmack im Mund habe, spüle ich ihn mit einer Lösung aus einem Glas Wasser und einem halben Teelöffel Natron aus. Zur Mundspülung zwischendurch am Tag ist auch Xylit einfach wunderbar. Es wird aus Birkenrinde gewonnen und dient als Zuckerersatz. Auch Basenpulver (von Jentschura) eignet sich sehr gut zur Mundspülung.

Gegen Mundgeruch kaue frische Pfefferminzblätter oder ein paar Anissamen. Nach dem Zähneputzen kannst du mit einem Blatt Salbei dein Zahnfleisch reiben. Salbei wirkt antibakteriell und gibt ein gutes Gefühl im Mund.

WÄSCHE WASCHEN: NATÜRLICH IST NATÜRLICH IMMER NOCH DAS BESTE

Waschpulver und besonders Weichspüler sind eines der größten Umweltprobleme überhaupt. Auch sie arbeiten über das Prinzip der Fettlöslichkeit, und da es hier nicht um unsere Haut geht, sondern »nur« um unsere Wäsche, verwendet man dazu besonders große Mengen der aggressiven Wirkstoffe namens Tenside. Aber immer wenn es um unsere Umwelt geht, geht es auch um uns selbst: Handelsübliche Waschmittel enthalten zahlreiche nicht nur völlig unnötige, sondern darüberhinaus auch noch äußerst schädliche chemische Düfte. Besonders die sogenannten Weichspüler. Und all das geht nicht etwa durchs Waschen aus der Wäsche heraus, sondern in sie hinein! In dem Sinne ist das normale Wäschewaschen gleichzeitig Wäscheverschmutzung.

Kaufe deine Waschmittel deshalb nur im Bioladen. Aber auch da musst du drauf achten, ob du dir damit nicht doch noch Tenside einkaufst. Greife am besten zu Waschnüssen, Soda und Seifenkraut. Sonst kommt das ganze schädliche Zeug doch noch auf deine Haut und macht womöglich zunichte, was du ihr durch Übungen und Anwendung natürlicher Schönheitsmittel Gutes getan hast.

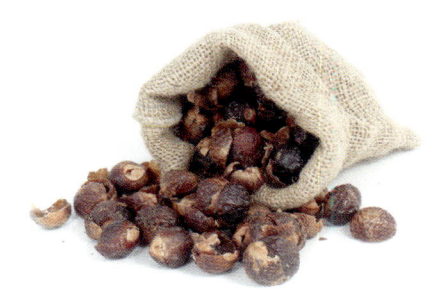

SICH BEDUFTEN: WER SICH RICHTIG UND GUT ERNÄHRT, RIECHT SCHON MAL RICHTIG GUT

Es ist ein Urbedürfnis des Menschen, dass sein Körper angenehm riecht. Und das Gegenteil von Sympathie drücken wir aus, indem wir sagen, dass wir jemand »nicht riechen können«. Womit auch deutlich wird, dass ein unangenehmer Körpergeruch so ziemlich der sicherste Weg in die soziale Isolation ist.

Heutzutage decken fast alle, auch die Männer, ihren natürlichen Körpergeruch mit künstlichen Düften zu. Ich fürchte, es steckt mehr dahinter als nur eine erfolgreiche Werbung. Obwohl wir uns weitaus weniger bewegen als unsere Vorfahren und als für uns gut ist, kommen wir doch immer wieder ganz gehörig ins Schwitzen. Der Grund liegt auf der Hand: Stress!

Der allgegenwärtige Stress zwingt unseren Organismus zu Schutzreaktionen, die von der Natur eigentlich nur für gewisse Ausnahmesituationen vorgesehen sind. Das Hormon Adrenalin ist zum Beispiel dafür gedacht, in Gefahrensituationen all unsere körperlichen Reserven zu mobilisieren. Ein starker Adrenalinausstoß geht deshalb immer mit einem Schweißausbruch einher. Aber auch künstliche Aufregung und latente Nervosität treiben den Adrenalinspiegel in die Höhe. Ja, schon die kleinste negative Emotion hat dies vorübergehend zur Folge. All das führt dazu, dass so viele Menschen heute über starke Schweißentwicklung zu klagen haben, obwohl sie nicht mehr körperlich arbeiten. Solange sie ihre Lebensweise nicht zu ändern bereit sind, fallen sie leicht einer aggressiven Werbung zum Opfer, die ihnen einredet, ihr Schwitzen sei »typbedingt« und müsse mit der Deo-Keule bekämpft werden. Damit aber geht man der wahren Ursache des Problems nur aus dem Wege.

Wer auf das Thema »Körpergeruch« kommt, muss ehrlicherweise jedoch nicht nur den Stress, sondern auch die Ernährung in Betracht ziehen. Ich möchte hier nur so viel dazu sagen: Wer sich vegan ernährt, der schont nicht nur das Leben der Tiere, sondern auch die Nasen seiner Mitmenschen.

Sie darüberhinaus zu ergötzen, ist ein sicherer Weg, um spontan gemocht zu werden. Dabei sollten wir bedenken, dass unser Körpergeruch auch ganz natürlichen Schwankungen unterliegt. Mit anderen Worten: Mal riechen wir etwas besser, mal etwas schlechter. Also, Nachhilfe ist auch hier erlaubt – sofern es für unseren Körper Hilfe zur Selbsthilfe ist!

> Versuch es nie besser zu machen als dein Körper. Aber hilf ihm dabei, es möglichst gut zu machen.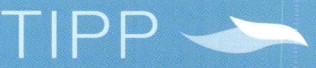

DEO: NICHT AUF QUANTITÄT, SONDERN AUF QUALITÄT KOMMT ES AN

Herkömmliche Deos enthalten zahlreiche chemische Substanzen, nicht selten auch Schwermetalle, die der Körper nicht wieder ausleiten kann und die deshalb extrem schädlich sind. Möchtest du sowohl deine Schönheit als auch deine Gesundheit erhalten, dann mach dein Deo am besten selbst. Bedenke, dass die Achselhöhle eine besonders zarte Hautzone ist. Sie besitzt nicht nur eine Menge Schweißdrüsen, sondern ist auch hochempfänglich gegenüber jeder Einwirkung von außen.

FLÜSSIGES DEO

Hierfür brauchst du eine kleine Flasche mit reinem Wasser, gib ein bis zwei Teelöffel Kaisernatron hinzu und schüttle es gut durch. Fertig ist dein Deo! Wer möchte, kann ein paar Tropfen ätherisches Öl darunter mischen, obwohl es gar nicht notwendig ist. Unser Schweiß ist sauer und Natron wirkt basisch. Durch das Natron wird der saure Schweiß neutralisiert, das schlägt sich sofort beim Geruch nieder. Der Schweiß verliert auf natürlichem Wege seinen unangenehmen Geruch – du hast deinem Körper geholfen, sich selbst zu helfen!

FESTES DEO

1 TL Soda (Kaisernatron)

1 TL Speisestärke

1 TL Kokosöl

5 Tropfen ätherische Öle (Lavendelöl oder Zitronenöl)

Falls das Kokosöl zu fest ist, im Wasserbad schmelzen. Die anderen Zutaten einrühren und etwas abkühlen lassen. Am besten nur kleine Mengen herstellen und zeitnah verbrauchen!

PARFÜM

Was oben über die handelsüblichen Deos gesagt wurde, gilt für Parfüm gleichermaßen. Künstliche Düfte schädigen unsere Leber und stören die feinstofflichen Kanäle. Indem sie sich ganz direkt in unserer Aura verbreiten, senden wir die falschen Signale ins Universum und ziehen unerwünschte Dinge und Ereignisse an. Ja, du vermutest richtig: Das können auch falsche Partner und Freunde sein. Mehr dazu habe ich in meinem Buch *Du bist die Quelle des Lebens* gesagt.

Verzichte also bitte auf künstliche Düfte und benutze nur reine ätherische Öle!

SICH BADEN: WELLNESS UND SCHÖNHEITSPFLEGE PAR EXCELLENCE

Wer wüsste nicht um die außergewöhnliche Wirkung eines guten Bades? Jeder Bereich und jedes Bedürfnis wird in uns angesprochen: Ein Bad zur Entspannung. Ein Bad zur Anregung. Ein Bad zur Harmonisierung. Ein Bad, um einander näher zu kommen …

Darüberhinaus gibt es handfeste gesundheitliche Gründe, um sich ein schönes Bad zu gönnen: Man kann damit der Körper entgiften, die Durchblutung fördern, eine Erkältung lindern – der Möglichkeiten sind viele …

Weniger bekannt, aber absolut fantastisch sind die Basenbäder. Ein echter Gesundheits-»Turbo«, wie mein Mann meint. Auch ich möchte darauf nicht mehr verzichten! Man kann ein solches Basenbad hervorragend mit einem anschließenden Körperpeeling ergänzen. Und schon haben wir wieder das Angenehme mit dem Nützlichen verbunden, der Gesundheit und der Schönheit gleichermaßen gedient.

Es gibt fertige Basenpulver, die du benutzen kannst, z. B. *Meine Basen* von P. Jentschura, das ich immer wieder gern hernehme. Man kann damit ein Vollbad oder auch Fuß- und Handbäder machen. Sehr basisch sind auch Kräuterbäder. Einfach wunderbar sind Kamille, Brennnessel, Zitronenmelisse, Schachtelhalm, Lindenblüte, Salbe, Ringelblume und Rosmarin. Im Grunde alle Kräuter, die du als Tee trinken kannst: sie kannst du auch als Badezusatz nehmen.

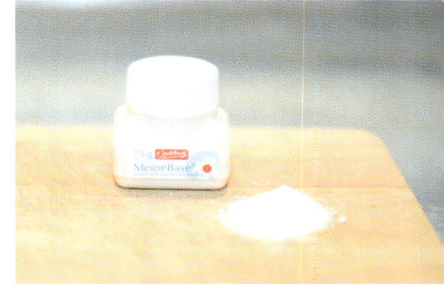

Auch die Bäume tun uns viel Gutes in dieser Beziehung: Die ätherischen Öle von Fichten-, Tannen- und Zedernnadel schmusen förmlich mit Haut und Bronchien. Und sie verbinden uns mit der Erde, die uns hervorbringt und nährt. Denn wenn wir uns mit einem Vollbad in diesen würzigen Duft einhüllen, fühlen wir das Wesen der Bäume, ohne die das Leben auf unserem Planeten keine Chance hätte. Auf äußerst angenehme Weise kommen ins Einssein mit der Natur und verweben uns fester in die Matrix des Universums.

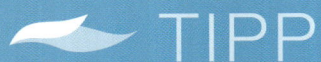

TIPP

Bitte denke daran, deine Badewanne nur mit Naturmitteln zu putzen, damit keine Chemikalienreste in dein Badewasser gelangen. Ich putze mein Bad mit Soda (Kaisernatron).

BASENBAD MIT KAISERNATRON

500 g Speisesoda

2 kg naturbelassenes Stein- oder Meersalz

Eine Badewanne voll angenehm warmen Wassers

Soda (Kaisernatron) entsäuert den Körper und macht die Haut weich und klar. Es lindert zudem Gelenkschmerzen, seien sie durch physische Überlastung hervorgerufen oder durch Rheuma und Gicht. Nebenstehend das Rezept.

Entspanne dich bis zu 30 Minuten in diesem herrlichen »Wellness-Turbo«. Und wenn du dir etwas ganz besonders Gutes tun willst, gönne dir danach ein Körperpeeling. Üblicherweise wirst du dein Körperpeeling beim Duschen machen. Jetzt aber, nach so einem Bad, ist deine Haut besonders aufnahmefähig. Deshalb empfehle ich dir nun etwas ganz Besonderes, nämlich mein absolutes Lieblingspeeling! Selbstverständlich ist es auch für »Götter« geeignet. Das findet auch mein Mann.

PEELING DER GÖTTIN

Alles vermischen und in ein Gefäß mit einem Deckel füllen. Entweder nach dem Vollbad oder nach der Sauna zur Anwendung bringen. Vorher den Körper auf jeden Fall gut erwärmen! Dann das Peeling einmassieren, einwirken lassen und abduschen. Wenn du deine Haut danach leicht ölig findest, kannst du zum Abwaschen Hafer-, Erbsen-, oder Kichererbsenmehl benutzen.

½ Tasse Meersalz

½ Tasse Zucker

½ Tasse Weintraubenkernöl oder Sesamöl

1 gestrichener TL Zimtpulver

1 gestrichener TL gemahlenes Kardamon

1 gestrichener TL Gewürznelkenpulver

1 gestrichener TL Korianderpulver

1 gestrichener TL Ingwerpulver

1 MS Kurkuma

Die Schale einer ganzen Zitrone, fein gerieben

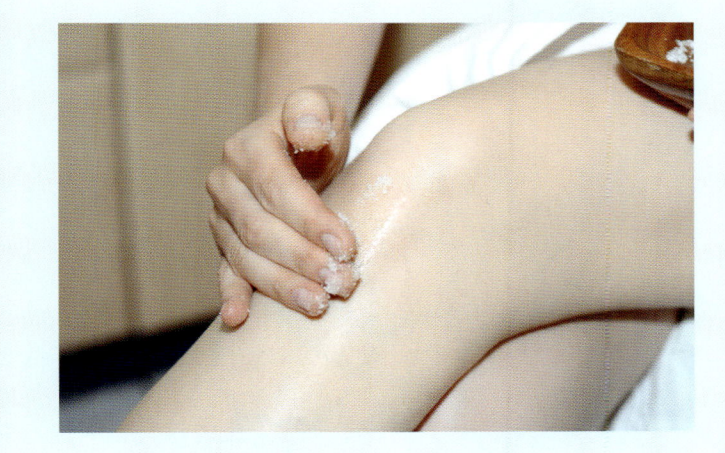

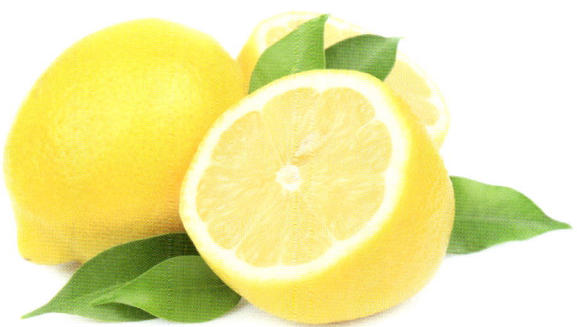

Mein wunderschöner Körper

EINE HAUT, SO **ZART WIE BABY**

Wie der Name schon sagt, ist dieses Bad sehr gut für Säuglinge und Kleinkinder. Aber warum sollten nicht auch wir Erwachsene davon profitieren? Schließlich ist »Babyhaut« die ideale Haut: Nie wieder wird unsere äußere Schutzschicht so zart und gleichzeitig so vital sein wie in unserer ersten Lebensphase. Doch wir können viel mehr dafür tun als bisher, dass sich ihr Alterungsprozess tatsächlich auf natürliche Weise vollzieht: sehr, sehr langsam, praktisch unmerklich – und nicht rasant und bisweilen mit einem spürbaren Ruck. Auf dem Weg der Besserung zu einem natürlichen und gesunden »Hautleben« hier eine weitere Empfehlung.

HIRSEBAD

4 bis 6 EL Hirse

1 neue Baumwollsocke, nach den oben empfohlenen Regeln durchgewaschen

1 Badewanne voll einladenden, warmen Wassers

Mahle die Hirse zu Mehl, fülle sie in die Socke und mach oben einen festen Knoten. Während du das Wasser laufen lässt, legst du die Packung ins Bad. Das Wasser wird dadurch sehr weich. Hirse ist basenbildend, enthält wertvolle Mineralstoffe und Spurenelemente. Für unsere Vorfahren war sie ein Grundnahrungsmittel. Sie wird es vielleicht eines Tages wieder sein. Du musst aber nicht darauf warten. Fang damit an, die ungemein wertvollen Inhaltsstoffe der Hirse für deine persönliche Schönheitspflege einzusetzen. Ihr hoher Siliziumgehalt ist Aufbaustoff für Haare und Fingernägel und stützt die Zellstruktur deiner Haut.

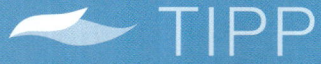

TIPP — Wenn du dein Bad nimmst, dann genieße es auch richtig! Denk daran, du tust es für dich, weil du dich liebst, weil du der wichtigste Mensch in deinem Leben bist.

KÖRPERPEELING:
DAS SCHÖNHEITSGEHEIMNIS DER KLEOPATRA

Ob es nun Legende ist oder geschichtliche Tatsache: Jedenfalls wird berichtet, dass die ägyptische Königin, seinerzeit die schönste Frau der Welt, vor ihrem Rendezvous mit dem großen Cäsar eine regelrechte Wellness-Kur gönnte. Man darf annehmen, dass sie für den besonderen Anlass ihre Haut nach allen Regeln der antiken Schönheitspflege vorbereitete. Und, wie wir wissen, waren jene Hochkulturen der Vergangenheit an einem besonders interessiert: an sinnlichem Genuss …

Wir leben in einer anderen Zeit. Und müssen froh sein, wenn uns ein atemberaubender Alltag noch Möglichkeiten für besondere Stunden lässt. Was wiederum heißt, dass wir uns den Gegebenheiten anpassen müssen. Ich selbst bevorzuge die Anpassung nicht an gesellschaftliche, sondern an natürliche Anlässe. Und da ich versuche, im Einklang mit den Rhythmen des Lebens nicht nur zu arbeiten, sondern auch zu genießen, habe ich mich zu einer jahreszeitlichen Peeling-Sequenz inspirieren lassen.

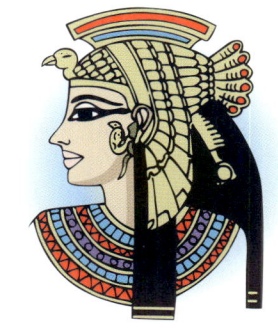

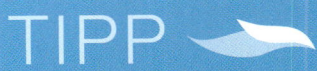

Mit ein wenig Ausprobieren wirst du herausfinden, was deiner Haut besonders gut tut. Trotzdem empfehle ich dir, deine selbstgemachte Hauskosmetik öfter zu wechseln. So wie wir die Abwechslung beim Essen lieben, so wünscht auch unsere Haut Abwechslung. Probiere es aus – dein Körper wird es dir danken!

SINNLICHER SOMMER: PEELING MIT ERDBEEREN

200 g feine Haferflocken

12 reife Erdbeeren

3 Kiwis

1 TL Mandelöl

Alles pürieren und wenn es zu dick wird, etwas Wasser hinzugeben. Den ganzen Körper damit gut einreiben. Mindestens zehn Minuten einwirken lassen, wenn es deine Zeit erlaubt, auch genussreich noch länger … Dann mit Wasser abduschen. Die Haut ist danach seidig weich und duftet so himmlisch …

ROMANTISCHER HERBST: PEELING MIT WAHLNUSSSCHALEN

3 Stück Walnussschalen

75 ml Öl, z. B. Traubenkern-, Sesam-, oder Mandelöl

5 Tropfen Zimtöl, oder ½ TL gemahlener Zimt

½ TL Kardamonpulver

1 TL Hafermehl

Walnussschalen in der Kaffeemühle mahlen und durch ein feines Seib geben, so dass die gröberen Stückchen ausgesondert werden. Was verbleibt, mit den anderen Zutaten zu einer Paste vermischen. Den ganzen Körper damit gut einreiben. Mit zärtlichen Gedanken fünf bis zehn Minuten lang einziehen lassen. Erst dann mit warmem, zum Schluss (möglichst) mit kaltem Wasser abduschen. Bedanke dich bei dir selbst für dieses Erlebnis!

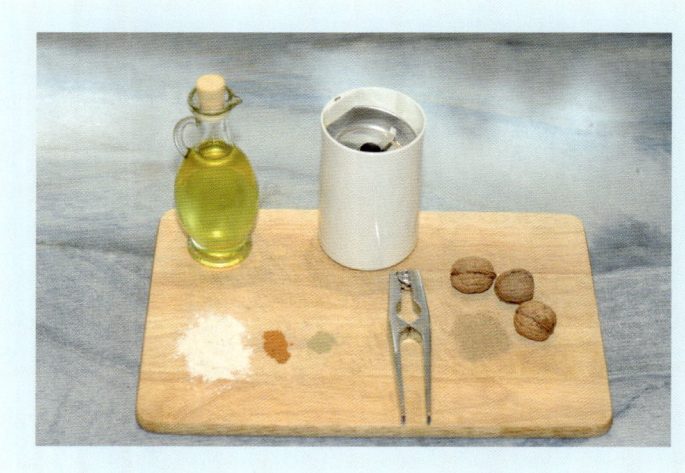

KUSCHELIGER WINTER: PEELING MIT MEERSALZ

Alles zusammenmischen. Den ganzen Körper damit gut einreiben, einige Minuten einziehen lassen (nicht ohne wohlig-warme Gedanken) und dann erst mit warmem und (vielleicht auch, wenn es nicht stört) zum Schluss mit kaltem Wasser abduschen.

150 g Meersalz

150 g Öl, z. B. Traubenkern-, Sesam-, oder Mandelöl

2 TL Kokosmilch

1 TL Kakao

6 Tropfen Pfefferminzöl

½ TL gemahlene Gewürznelken

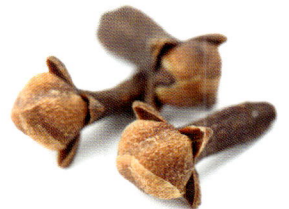

JUGENDLICHER FRÜHLING: PEELING MIT MOHNSAMEN

Alles zusammenmischen. Den ganzen Körper damit gut einreiben, einige Minuten einziehen lassen (die Gedanken sind frei!) und dann erst mit warmem und zum Schluss (hier sollte es möglich sein) mit kaltem Wasser abduschen.

130 g Mohnsamen

130 g Öl, z. B. Mohn-, Traubenkern-, Sesam-, oder Mandelöl

2 TL Hafermehl

6 Tropfen Orangenöl

Verschenke selbstgemachte Peelings an deine Freundinnen. Du kannst das Peeling in ein schönes Marmeladenglas füllen. Das wird ausgesprochen begeistert angenommen werden!

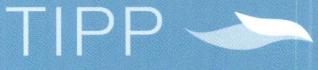

Mein wunderschöner Körper

DAS GUTE IST SO NAH:
SCHÖNHEIT AUS DEM TÄGLICHEN EINKAUF

»Gutes aus der Region« ist ein Slogan, den ich persönlich sehr passend finde. Ich fühle mich außerordentlich privilegiert, weil wir sogar einen eigenen Garten haben, in dem ich zusammen mit meinem Mann einen großen Teil der Nahrung für die ganze Familie selbst herstellen kann. Das ist sozusagen die Idealform »regionaler Versorgung«. Aber auch wer keinen eigenen Gemüse- und Obstgarten hat, fährt gut damit, bei seinem Einkauf möglichst regionale Produkte zu bevorzugen. Doch wenn es einmal nicht anders geht, ist das kein Beinbruch. Und manche Dinge müssen sogar importiert werden, will man sich gesund und lecker ernähren. Für mich das Entscheidende bleibt: Alles soll rein pflanzlich und möglichst naturbelassen sein. Und glücklicherweise hat heutzutage jeder einen Bioladen oder ein Reformhaus in der Nähe. Sogar in einigen Supermärkten gibt es schon Bereiche, in denen hochwertige und fair gehandelte Bio-Produkte zu haben sind.

So mache ich mir nichts daraus, wenn ich auch mal Zutaten einkaufe, die aus einer weit entfernten Weltgegend kommen. Solange ich damit keinen Schaden in meinem Organismus anrichte und diese Produkte ohne Ausbeutung produziert und fair gehandelt wurden, ist es doch okay, oder?

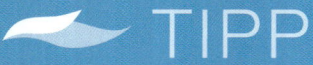

TIPP Stehe zu deinen Grundsätzen. Doch bewege dich, wenn sie dich stillstehen lassen würden.

KAFFEEPEELING: TROPISCHE VITALKRAFT GEGEN CELLULITE

Trinken würde ich Kaffee nicht. Aber nutzen kann uns Frauen die Kaffeebohne trotzdem. Enthält sie doch Vitalstoffe, die der Cellulite vorbeugen.

Und so wird es gemacht: Kaffeebohnen mahlen. Mit Sesamöl mischen – und ab geht es unter die Dusche. Denn das Aroma des Kaffee ist sehr flüchtig – hier kommt es ausnahmsweise mal auf Geschwindigkeit an. Erst die Haut gut abduschen, dann mit dem Peeling alles schön einreiben, besonders die problematischen Zonen. Man kann auch das Gesicht damit bedenken, doch bitte nicht zu fest rubbeln! Ja, du siehst lustig aus, mit diesem braunen Gesicht, aber du musst ja nicht unbedingt gerade jetzt ein Foto von dir machen lassen. Und keine Sorge: Alles lässt sich problemlos abwaschen. Und deine Haut fühlt sich noch Tage danach superweich an! Diese Kaffe-Pause kann ich nur wärmstens empfehlen.

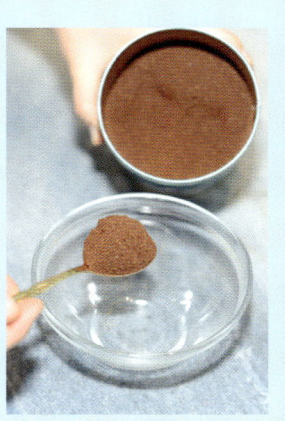 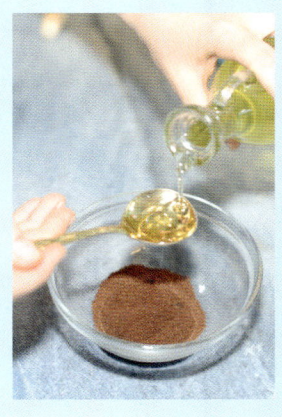 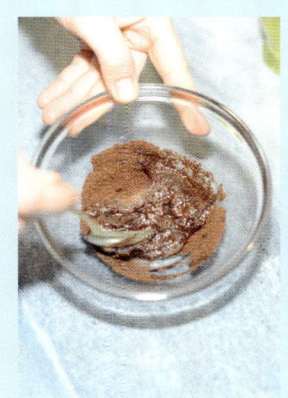 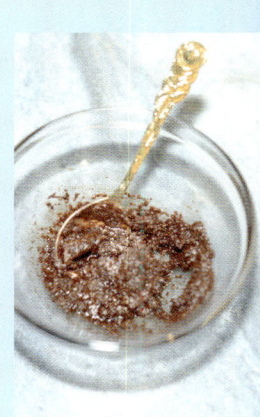

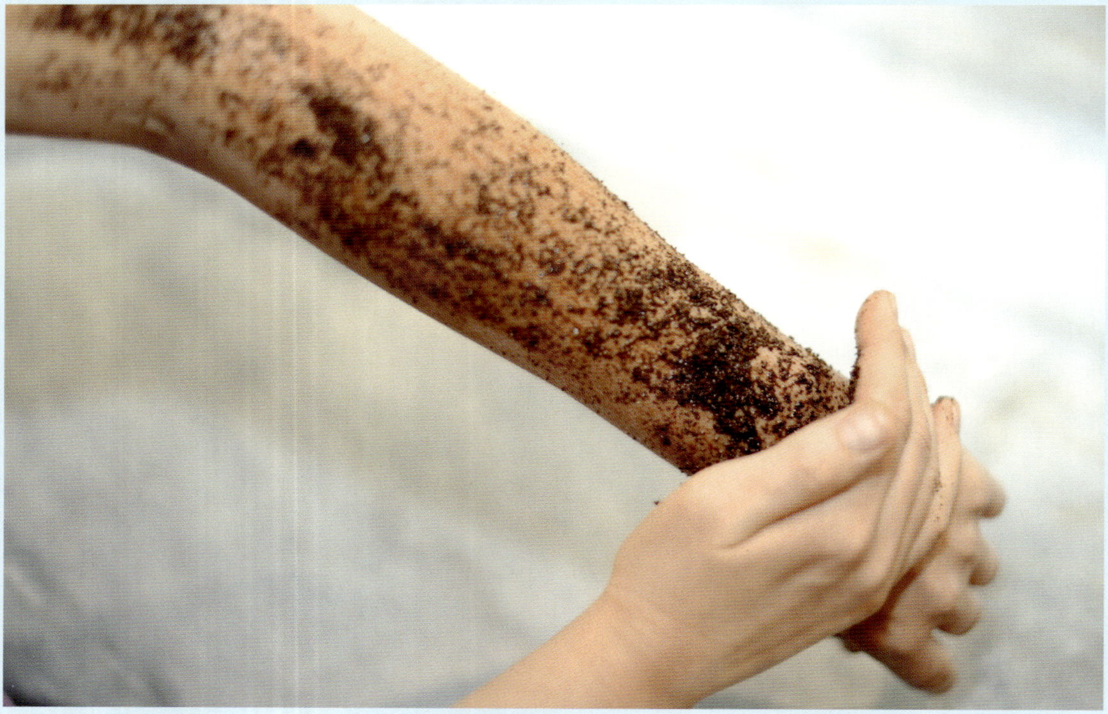

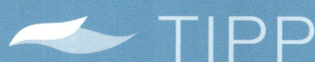

TIPP — Du kannst deine Peelings variieren und auch gutes, naturbelassenes Olivenöl nehmen. In Verbindung mit Kokosmilch eine traumhafte Erfahrung für deine Haut!

ELLENBOGEN UND KNIE: WEICH UND GLATT

Wenn man die Körperpeelings regelmäßig macht, braucht man keine Extrabehandlung für Knie und Ellenbogen. Dennoch werde ich des Öfteren nach einem Rezept gefragt, das gegen raue Knie und Ellenbogen hilft.

Nimm dazu ein bis zwei Esslöffel Zucker und vermische ihn mit Olivenöl, reibe deine Knie und Ellenbogen damit ein, dann wasche alles ab. Und jetzt kannst du die Stellen noch zusätzlich mit einer Zitronenscheibe einreiben. Nicht abwaschen! Wenn gewünscht, einfach noch zusätzlich mit Öl behandeln.

STRAFFE, GLATTE OBERSCHENKEL UND FESTER PO

Alles pürieren und zur Seite stellen. Falls noch zu flüssig, Kichererbsenmehl dazugeben.

Die Oberschenkel mit einem Massagehandschuh in kreisenden Bewegungen vom Knie aus bis zum Becken hin massieren, danach den Po mit kreisenden Bewegungen durchmassieren. Die vorbereitete Paste auf Oberschenkeln und Po ausstreichen und mit Folie umwickeln. Leg dich hin und deck dich warm zu. 30 Minuten mit einer Meditation deiner Wahl entspannen. Es wirkt sehr wärmend – innerlich und äußerlich!

15 cm Ingwerwurzel

125 ml Sesamöl

2–3 EL Kichererbsenmehl

GRAPEFRUIT: GEHEIMTIPP GEGEN CELLULITE

Die Grapefruit ist nicht nur zum Essen da, auch äußerlich angewendet ist sie ein Hit! Sie macht die Haut weich und klar und hilft, was die Frauen freuen wird, auch gegen Cellulite.

Einfach eine Grapefruit halbieren und mit einer Hälfte die Oberschenkel und den Po einreiben. Wenn die Zeit vorhanden ist, bis zu 15 Minuten einziehen lassen. Dazu kannst du eine alte Pyjamahose anziehen. Danach mit warmem und zum Schluss (möglichst) mit kaltem Wasser abduschen.

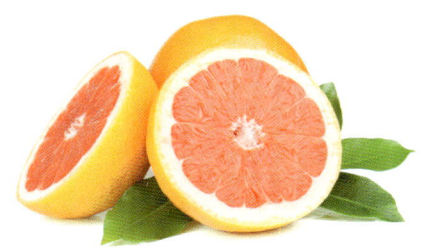

KIWI-FUSSPACKUNG MACHT DIE FÜSSE ZART UND WEICH

Es hat sich herumgesprochen: Auch unsere Füße wollen verwöhnt werden! Als gelernte Fußpflegerin weiß ich, vor allem im Sommer brauchen Füße viel Pflege.

Dafür nimmst du zwei reife Kiwis. Zerquetschen und die Füße damit bestreichen, 20 Minuten einwirken lassen und abwaschen. Danach mit Kokosöl massieren und Baumwollsocken anziehen.

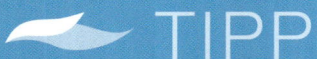

TIPP Zarte Füße zeugen von Zärtlichkeit dir selbst gegenüber.

IM FREIEN SEIN ZU KÖNNEN, IST EIN GROSSES GESCHENK: WIR MÜSSEN NUR ZUGREIFEN

Manchmal komme ich mir vor wie ein Papagei. Vielleicht tue ich diesem intelligenten und wunderschönen Tier damit ja unrecht, aber es steht nun mal für ständig wiederholte Äußerungen. Und man kann es eben nicht oft genug sagen: Die besten Dinge sind uns so nah. Sogar hautnah, um bei unserem Thema zu bleiben. Die frische Luft zum Beispiel. Sie ist mit vom Besten, wenn nicht das Beste überhaupt, was wir unserer Haut tun können. Und sie ist umsonst, wie alle Gaben des Himmels.

BEWEGUNG

Gerade wenn wir uns mental bewegt haben, tut es unserem Körper gut, wenn wir uns auch physisch bewegen.

Darauf sei hier nur aufmerksam gemacht. Näheres dann im Kapitel »Meine tägliche Fitness«.

FRISCHE LUFT

Sie ist Medizin und Schönheitskur zugleich. »Weiß ja jeder!«, mag man entgegnen. Wissen schon, aber auch danach handeln? Also raus an die frische Luft! Frage dich jedes Mal, ob du jetzt wirklich das Auto nehmen musst. Geht es nicht auch mit dem Fahrrad oder zu Fuß?

NAHRUNG

Sie wächst überall. Man muss nicht töten, um sich gesund zu ernähren. Klar, auch eine Pflanze hat Leben. Aber es ist ein Leben in und aus der Essenz des Universums. Und wir alle sind irgendwie Nahrung in diesem Netz des Lebens. Auch wir Menschen. Deshalb geben die Pflanzen ihr Leben als das Geschenk der Schöpfung an uns. Ohne Vorbehalte. Ohne Schmerzen. Durch sie lebt die göttliche Essenz in uns weiter. Alles, was wir zu uns nehmen, hat eine Wirkung auf unseren Körper, unseren Geist und unsere Seele.

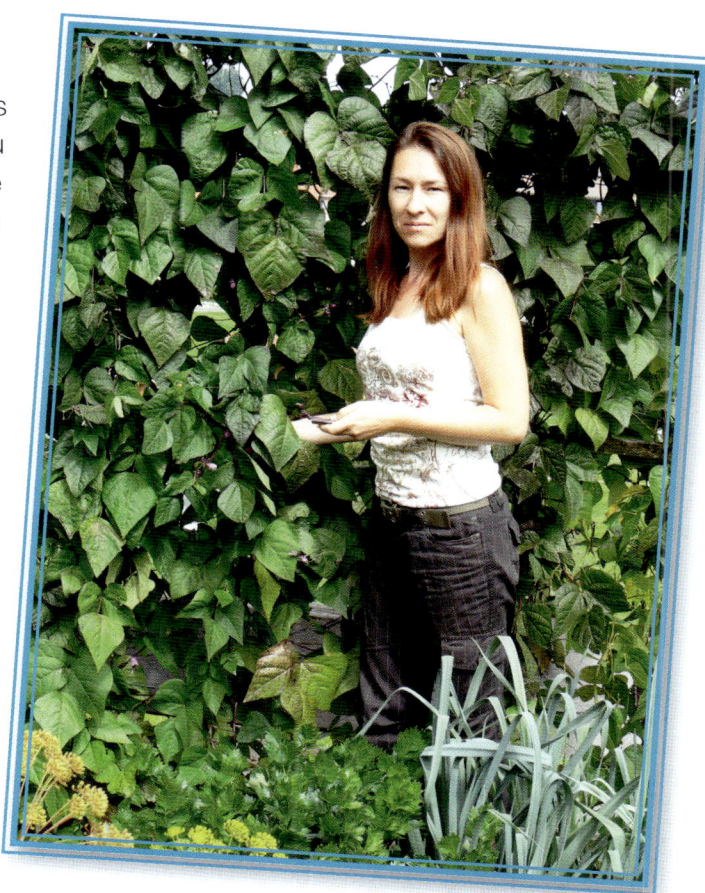

SOMMER, SONNE, **SONNENBADEN**

Was ist der Mensch? Es gibt darauf viele Antworten. Auch manche kluge. Ich möchte mich nicht um die beste Antwort bewerben. Ich würde sagen: Der Mensch ist ein genießendes Wesen. Womit wir bei der Lust wären. Und, was unser Schönheitsorgan Nr. 1 betrifft, der Lust auf Bräunung.

Viele Menschen fragen mich, welche Sonnencreme ich fürs Sonnenbaden benutze. Meine Antwort ist: gar keine. Ich bin am Meer aufgewachsen, und im Sommer verbrachte ich oft den ganzen Tag am Strand. Wir haben uns nie mit etwas eingeschmiert, im »Sowjet« gab es schlicht keine Sonnencreme. Was mir allerdings meine Mutter und Großmutter schon als Kind mit auf den Weg gaben, war eine einfache, aber wirksame Regel: »Mädchen, geh weg aus der prallen Sonne!«

Wer, wie ich, eine weiße Haut hat, muss auch weiß bleiben. So einfach ist das. Da »beißt die Maus keinen Faden ab« – eine lustige Redensart, die ich erst spät kennenlernte, die mir aber sofort gefiel. Weil sie eins klar macht: Bis hierher – und nicht weiter. Also: Als Mensch mit mitteleuropäischen Genen kannst du dich vielleicht schwarz anmalen, aber nicht dunkelhäutig werden, indem du ewig in der Sonne sitzt. Es sei denn, du vergewaltigst deine Haut.

Stundenlang in der Sonne zu liegen, kann einfach nicht gesund sein. Nicht mal die Afrikaner machen es. Da wird jede Haut etwas dagegen haben, egal womit du sie einschmierst. Die beste Zeit und die »beste Sonne« für deine Haut ist bis zehn Uhr vormittags und ab 17 Uhr nachmittags. Dazwischen solltest du sie nicht der prallen Sonne aussetzen. Geh in den Schatten, und wenn du in der Sonne unterwegs sein musst, benutze einen Sonnenhut und zieh entsprechende Kleidung an, die dich vorm Sonnenbrand schützt.

Die offenen Stellen auf deiner Haut kannst du dann mit Ölen schützen. Bitte sieh es mir nach, dass ich hier keine direkten Ratschläge gebe. Ich hätte schon welche, aber ich weiß, dass es mächtige wirtschaftliche Interessengruppen gibt, die mich »kaputtklagen« würden, wenn ich hier etwas empfehlen würde, das »gesicherten wissenschaftlichen Erkenntnissen« widerspricht. Womit meistens aber nur das gemeint ist, was von gut bezahlten Gutachtern mit möglichst aufwendigen Methoden als »wissenschaftlich« verkauft wird.

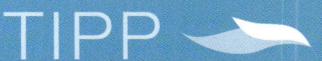

Wenn du unter heißer Sonne urlaubst, dann schau einfach, was die Einheimischen machen: Sie gehen in der Frühe zum Baden, und wenn sie nochmal Lust darauf haben, kommen sie abends wieder … In der Zwischenzeit findest du sie nicht am Strand. Wenn du es ihnen darin gleichtust, wirst du keinen Sonnenbrand bekommen.

Aber wenn du doch mal zu viel Sonne erwischt hast, kann dir folgende Packung helfen, die recht unangenehmen Folgeerscheinungen wenigstens zu lindern.

KÜHLUNG UND LINDERUNG FÜR GERÖTETE HAUT UND NACH DEM SONNENBADEN

1 reife Papaya, ohne Kerne

1 reife Mango

1 Baby-Ananas

75 ml Traubenkernöl

2–3 EL Kichererbsenmehl

Bei rötlicher, sonnverbrannter, aber auch bei zu Sommersprossen neigender Haut mit vielen Muttermalen machst du dir folgende Packung:

Alles im Mixer pürieren. Auf den betroffenen Hautzonen ausstreichen. 20 bis 30 Minuten einwirken lassen. Danach mit lauwarmem Wasser abspülen. Wirkt kühlend und beruhigt entzündete Haut.

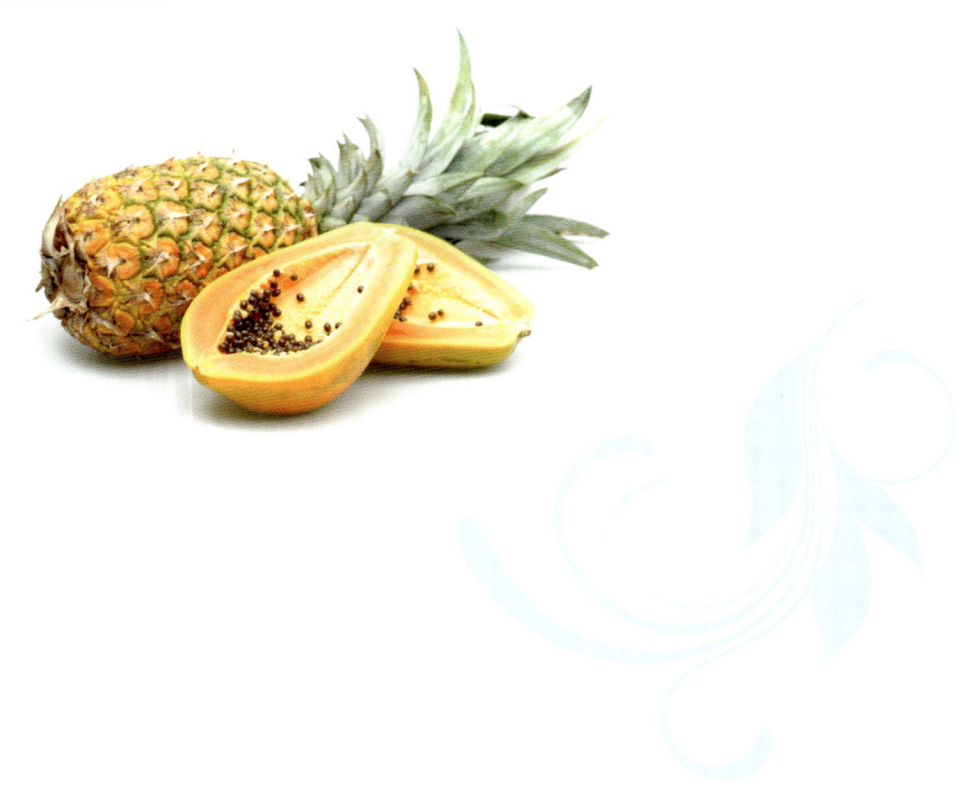

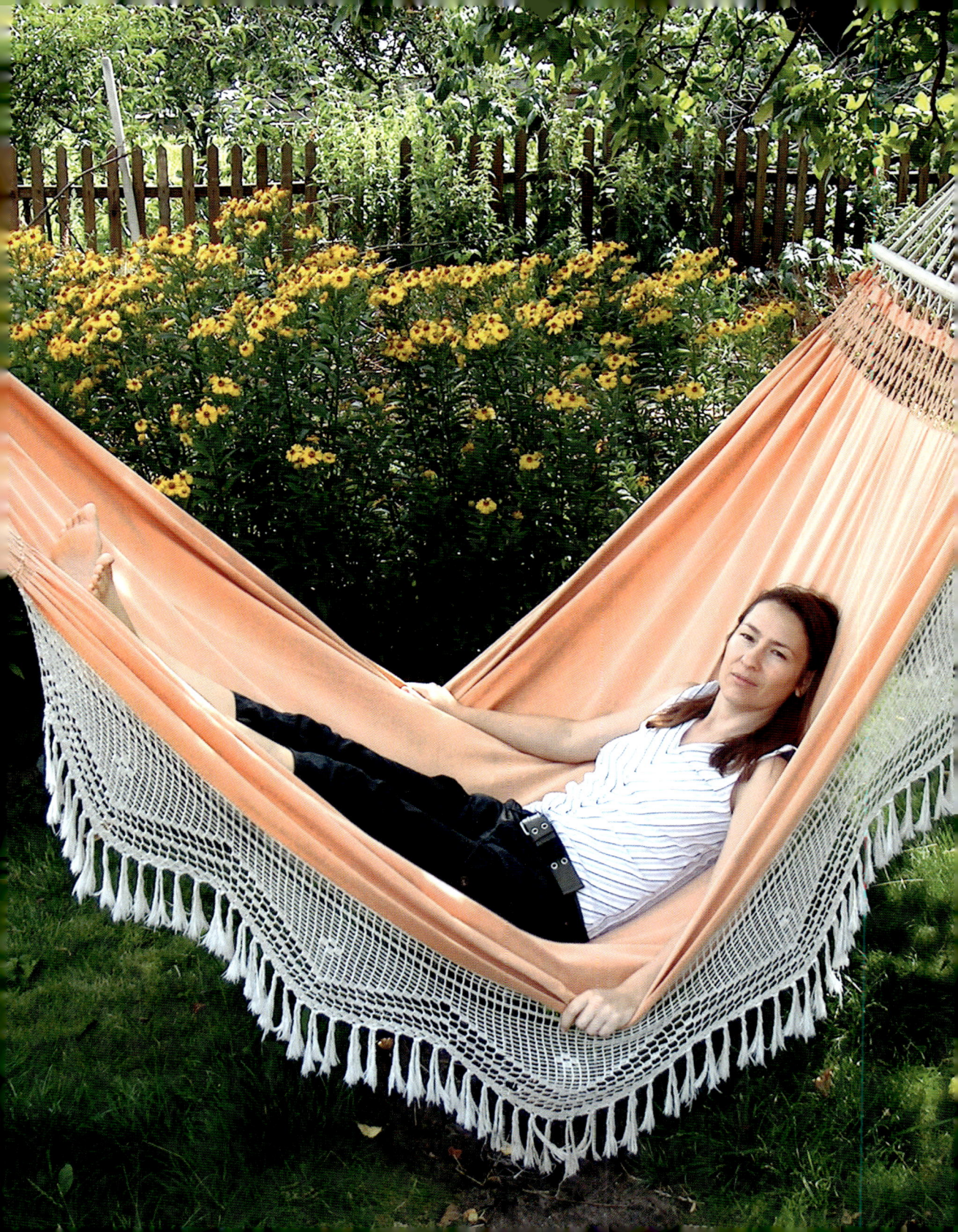

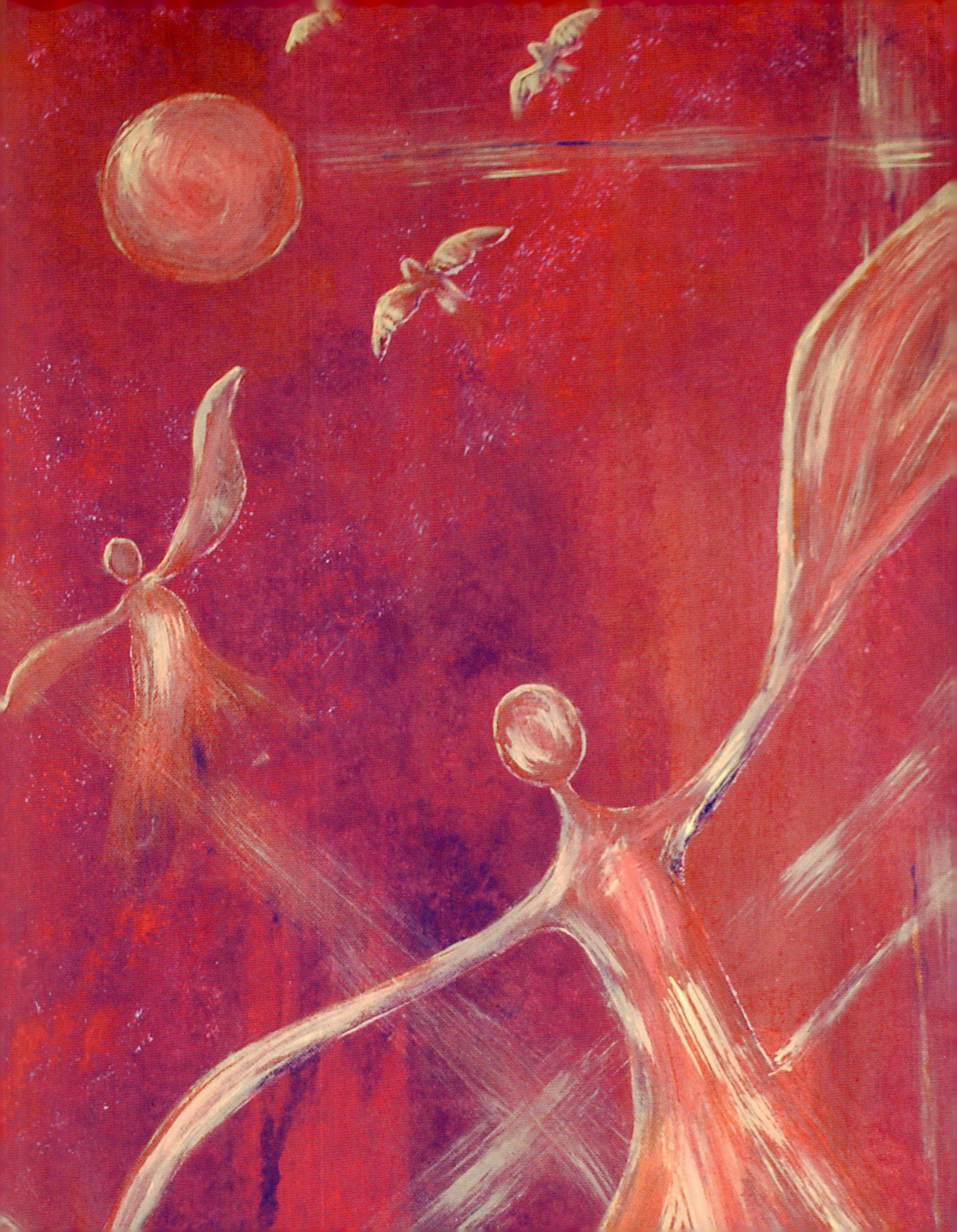

MEINE WEIBLICHEN BRÜSTE

Die Schönheit der Frau ist vielseitig, und ihre Brüste sind eine ihrer schönsten Seiten, das Symbol ihrer Weiblichkeit schlechthin. Ich erinnere mich noch sehr gut daran, wie ich als junges Mädchen sehnsüchtig darauf wartete, dass meine Brüste wüchsen, auf dass ich endlich eine Frau würde. Und als es dann soweit war, stellte mich das Ergebnis sehr zufrieden – bis ich meinen Sohn bekam und ihn stillte. Danach sahen meine Brüste aus wie zwei ausgepustete Luftballons … Ich war sehr traurig über diese Veränderung. Aber ich habe mich damit nicht abgefunden.

Ich finde, jede Frau sollte stolz auf ihre Brüste sein können. Und ich habe selbst erfahren, dass wir sehr wohl in der Lage sind, durch fokussierte Absicht und geistige Projektion unser Äußeres zu verbessern und es nach unseren Vorstellungen zu formen. Das heißt, wir können auch unsere jungen, schönen Brüste wiederherstellen. Mehr noch: Wir können unsere Brüste sogar etwas vergrößern oder verkleinern, wenn dies unser Ziel ist.

> Alles ist möglich! Die Grundlage der Veränderung ist die bedingungslose Liebe zu uns selbst, die vollkommene Annahme unserer selbst und der Glaube an die eigenen Fähigkeiten.

Fokussierte Gedanken haben große und sofortige Wirkung auf den Körper. Ihre erstaunliche Kraft habe ich das erste Mal voll bewusst während der Geburt meines Sohnes erlebt. Als die Wehen begannen und ich diese heftigen

Schmerzen nicht mehr lange ertragen zu können meinte, fragte ich die Hebamme, wie lange es denn noch dauern würde. Sie untersuchte mich und sagte, mindestens zwölf, vielleicht aber auch 20 Stunden, weil der Muttermund sich noch keinen einzigen Zentimeter geöffnet hätte. Mindestens zehn Zentimeter seien erforderlich! Was ich danach tat, weiß ich nicht genau, aber ich war in Trance und habe mich voll und ganz auf die Öffnung das Muttermunds konzentriert. Binnen zwei Stunden war mein Sohn auf der Welt, zum allergrößten Erstaunen der Hebamme.

Unser Geist ist mächtig, denn er steht über der Materie. Wenn wir diese Wahrheit erkennen, werden wir zu Schöpferwesen, was ja auch unsere wahre Natur ist. An diese Bestimmung zu glauben heißt, an sich selbst zu glauben. Und dein Glaube an dich selbst und an deine im Grunde unbegrenzten Fähigkeiten ist die starke Basis, von der aus du auf deinen Körper einwirken kannst, um eine Gewebeerneuerung zu bewirken. Dazu brauchst du deine ganze schöpferische Kraft! Auch in diesem Kapitel werden wir mit Massagen, nährenden Masken und Körperübungen arbeiten, dazu mit mentalen Techniken und mit der Meditation. Ebenfalls kommen Entgiftung und richtige Ernährung zur Sprache.

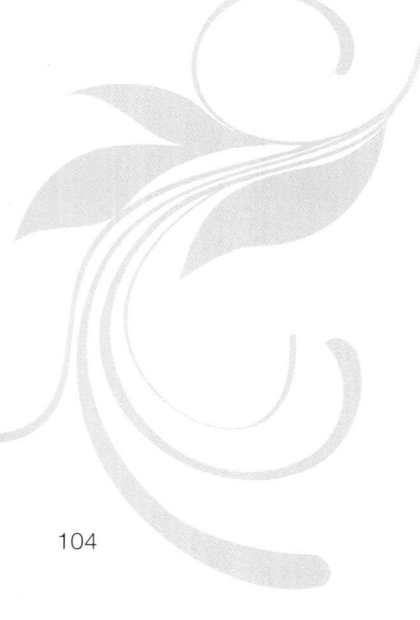

Aber das allererste, was du für deine Brüste tun solltest, ist etwas, das du sofort machen kannst: den BH ausziehen und ihn in Zukunft so wenig wie möglich benutzen. Er schädigt die Brust mehr, als dass er ihr nutzt. Das BH-Tragen ist für so manchen Hängebusen verantwortlich, weil dadurch Gewebe und Muskeln der Brust untätig bleiben. Auch die Lymphe-Zirkulation wird beeinträchtigt, und es entsteht ein Lymphe-Stau. Die Folge all dessen ist, dass auch die feinstoffliche Energie nicht mehr frei fließen kann.

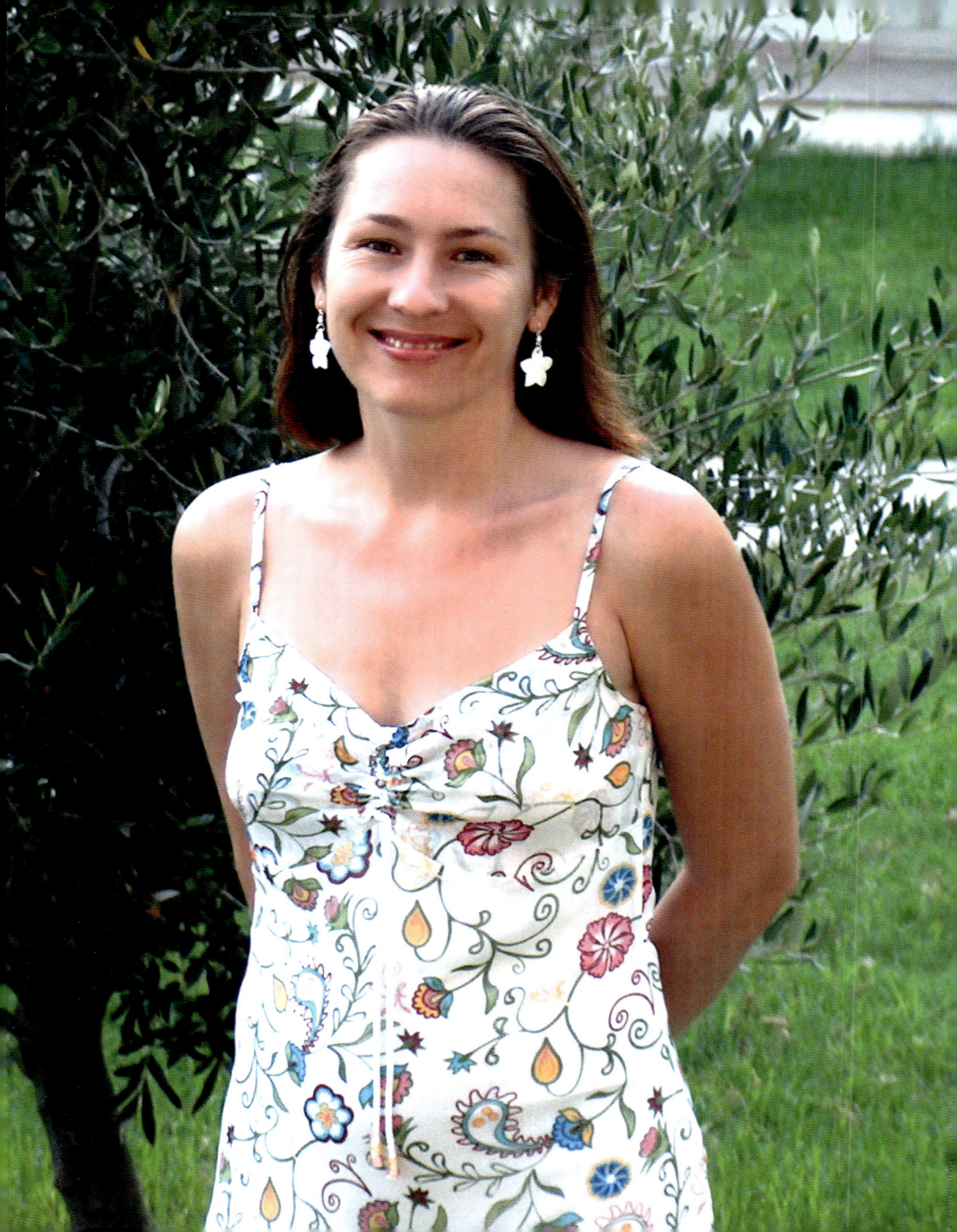

Ich konnte noch nie einen BH tragen, während ich geistig arbeitete, also auf Seminaren oder bei Heilsitzungen. Also wählte ich dafür immer Kleidung, die keinen BH verlangt. Irgendwann habe ich dann ganz damit aufgehört, einen zu tragen. Es tut mir nicht gut, ich kann darin nicht frei atmen, und ich bekomme dadurch Kopfschmerzen.

Auch ein Bikinioberteil finde ich einfach nur störend. Es drückt und ist nach dem Baden nass, so dass der Busen sich abkühlt, und das finde ich sehr unangenehm. Von daher bin ich für Nacktbaden, auch weil man dann die reinigende und aufbauende Energie des Wassers am besten fühlen und genießen kann. Aber leider ist das ja nicht immer und überall möglich.

In Schweden gibt es die Frauenorganisation *Bara Bröst* (»Nackter Busen«), die gegen die »umfassende Sexualisierung des Busens« kämpft. In der Stadt Sundsvall hat sie durchgesetzt, dass Frauen in öffentlichen Bädern kein Bikinioberteil mehr tragen müssen. Das finde ich beispielhaft. Wir Frauen sollten uns selbst entscheiden können, ob oben ohne oder oben mit. Wir tragen heute zwar kein Korsett mehr, aber die Gesellschaft will uns immer noch in das Korsett engstirniger Verhaltensvorschriften pressen. Und wir machen noch brav mit, auf Kosten unserer Gesundheit …

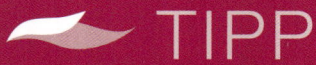

TIPP Möchtest du deine Brüste verschönern – dann weg mit dem BH, so oft wie es dir möglich ist!

Je mehr ich mich dem Thema Brustverschönerung widmete, um so erstaunlichere Informationen erhielt ich darüber.

Ich entdeckte eine Frau aus Japan: Mieko Yoshimaru. Sie hat es geschafft, durch einfache Übungen und fokussierte Visualisierung ihre Brüste von Größe A auf Größe D zu vergrößern. Und das in nur einem Jahr! Innerhalb weiterer drei Monate brachte sie es sogar auf Größe F! Ihr Idealbild war Marilyn Monroe, sie orientierte sich an deren Bild und visualisierte, dass ihre eigenen Brüste genau so aussehen.

Ich selbst wünsche mir nun nicht so große Brüste. Es entspricht nicht dem Bild, das ich von meinem idealen Körper habe. Ganz toll finde ich aber, wenn jemand wie Mieko Yoshimaru zeigt, was alles möglich ist! Und dass sie anderen Frauen damit einen Weg bereitet hat. Ihr Programm zur Brustvergrößerung wird von vielen Japanerinnen, die meistens kleine Brüste haben, angewendet. Und offenbar mit Erfolg.

Im Übrigen sollten wir anerkennen: Unser Körper hat immer Recht! Es hat stets seinen Grund, wenn er sich für etwas entscheidet, auch wenn wir uns selbst vielleicht etwas anderes wünschen. Er überlässt es auch nicht dem Zufall, ob du große, kleine oder auch zwei ungleiche Brüste hast. Deshalb solltest du dich zuallererst damit beschäftigen, ob es da vielleicht etwas in dir zu heilen gibt. Darüber habe ich bereits in meinem *Buch Erneuere deine Zellen* geschrieben. Es gibt auch eine spezielle Meditation auf CD dazu von mir, die *Reise zu deinen Brüsten* heißt.

Bevor du beginnst, etwas an dir zu verändern, solltest du auf alle Fälle herausfinden, ob es zuvor nicht geheilt werden sollte. Wir Frauen dürfen uns nicht durch gesellschaftliche Vorurteile, falsche Schönheitsideale und fremde Meinungen täuschen lassen. Wir sollten uns so annehmen und lieben, wie wir sind. Wenn deine Brüste also von Haus aus klein sind, dann solltest du es dir schon sehr gut überlegen, ob du sie tatsächlich gleich um vier Grö-

ßen üppiger haben willst. Vielleich hältst du das in deinem tiefsten Innern dann doch für etwas übertrieben? Man sollte eben auch zu seinen Unvollkommenheiten stehen. Auch das gehört zur bedingungslosen Selbstliebe. Absolut einverstanden bin ich damit, das, was uns von der Natur mitgegeben wurde, durch bewusste Arbeit an uns selbst zu verbessern und zu verschönern – aber nicht damit, es mit aller Macht und mit allen Mitteln verändern zu wollen.

Also bin ich Mieko Yoshimaru dankbar, dass sie uns zeigt, was uns Frauen alles möglich ist. Und diese Frau sieht wirklich sehr gut aus, so schön und jung, dabei ist sie schon um die sechzig. Aber wir sollten selbst wissen, was wir tun.

Ich kenne Frauen, die fast gar keine Brüste haben, und manche leiden sehr darunter. Auch kenne ich Frauen mit sehr großen Brüsten, die das ebenfalls nicht sehr günstig finden. Eine mir bekannte Frau hat ziemlich ungleiche Brüste, und sie ist ausgesprochen unglücklich darüber. Und wie viele Frauen gibt es, die nach dem Stillen ihre Brüste gar nicht mehr im Spiegel anschauen mögen! Ja, ich glaube sehr wohl, dass man in diesen Fällen schon ein wenig nachhelfen kann und soll.

> Die Absicht, deine Brüste zu verschönern, sollte mit deinem Herzen verbunden sein. Denn durch die Liebe geschieht die Heilung, und es kommt so, wie es richtig ist für dich.

Brüste sind ein Manifest der weiblichen Vitalität, das Symbol der nährenden Kraft in uns Frauen. Aber es geht nicht nur darum, ein Kind zu ernähren, sondern auch darum, als Frau selbst genährt zu sein – und zwar innerlich. Genährt durch die Liebe, genährt durch die Zuwendung, genährt durch Dankbarkeit und Wertschätzung. Die linke Brust steht für die Vergangenheit, für die Gefühle und die Intuition, die rechte für die Zukunft, für die Tat und für Verwirklichung. Wenn die Kräfte beider Seiten in uns ausgeglichen sind, ruhen wir in unserer Mitte, befinden wir uns im inneren Gleichgewicht. Dann können wir im JETZT leben, können wir unsere Ganzheit erfahren und unserer wahren Bestimmung gerecht werden.

Deshalb beginne mit einer Meditation für Heilung im Sinne von Liebe und Annahme, für Heilung durch inneren Frieden. Du kannst sie durchführen, so oft du willst, am besten immer vor Beginn deines Übungsprogramms.

MEDITATION ZUR EINSTIMMUNG: HEILUNG DEINER BRÜSTE

Sorge dafür, dass du für einige Zeit ungestört bist. Wenn du magst, schalte schöne ruhige Musik ein, ohne Texte (die menschliche Stimme als solche ist okay). Setze oder lege dich bequem hin. Schließe deine Augen. Lass deine ganze Aufmerksamkeit nach innen fließen. Beobachte deinen Atem und spüre, wie dein Geist dabei ruhiger wird und du dich tiefer und tiefer mit deinem schöpferischen Wesen verbindest.

Lege den Fokus deiner Aufmerksamkeit auf deine Brüste. Spüre sie und betrachte sie mit deinem inneren Blick. Wie sehen deine Brüste aus, wie fühlen sie sich an? Was für eine Beziehung hast du zu deinen Brüsten? Geht es deinen Brüsten gut?

ÜBUNG

Versuche tief in dich hinein zu fühlen, versuche die Energiestruktur deiner Brüste zu erfahren. Du selbst »bist« deine Brüste, sie sind ein Teil von dir. Sie verkörpern deinen Geist, deinen göttlichen Kern.

Also wie sind deine Brüste? Sind sie groß oder klein? Gleich oder ungleich? Straff oder schlaff?

Wenn du deine Brüste als unvollkommen erlebst, dann geht es für dich darum, zu erkennen, dass diese Unvollkommenheit zuerst auf einer geistigen Ebene entstand. Daher spüre deine innere Welt, frage dich, was dir von innen her fehlt. Wo in dir herrscht ein Mangel? Womöglich ist es ein Mangel an Geborgenheit, an Liebe, an Berührung. Vielleicht fehlt dir die Erfahrung der Fülle des Lebens? Versuche zu erkennen, was du brauchst.

Dann frage dich: Wie fühlt es sich an, was du brauchst? Was immer es ist, konzentriere dich auf das Gefühl dabei. Und gib dir selbst, was immer es ist, das dir fehlt: Geborgenheit, Liebe, Berührung, Fülle des Lebens oder etwas anderes. Gib es dir! Vielleicht erscheinen jetzt innere Bilder, die dich erkennen lassen, wo, wann und wie der Mangel entstanden ist. Wisse aber, dass nur du selbst dir etwas geben kannst, denn du bekommst nichts von außen, was du nicht bereits schon innerlich besitzt. Nähre dich nun mit allem, was dein Körper, dein Geist und deine Seele brauchen. Lass es in jede einzelne deiner Zellen fließen, und besonders in deine Brüste. Sieh, wie dein Körper beginnt, sich dadurch aufzurichten und wie auch deine Brüste in ihrer Ganzheit und Schönheit erscheinen.

Sage dir selbst: Ich liebe mich, und ich bin das Wichtigste in meinem Leben. Ich selbst gebe mir all das, was ich brauche. Spüre, wie deine Worte jetzt in deinem tiefsten Innern ankommen und dich nähren.

Dann bedanke dich bei dir selbst dafür, dass du jetzt für dich da bist und es ab jetzt auch bleiben wirst. Umarme dich dafür und wiege dich in deiner Liebe und im Frieden mit dir selbst.

Bleibe in diese Energie, solange es dir gut tut, und komme dann wieder in die Gegenwart zurück. Bewege deine Glieder, strecke dich und gähne herzhaft.

HIERMIT BEGINNST DU GANZ KONKRET

Ziehe dich oben herum aus, um deine Brüste zu betrachten. Es geht jetzt darum, dass du eine Bestandsaufnahme machst. Nimm dir dafür Zeit und gehe achtsam und zärtlich mit dir selbst um. Dies ist kein rein äußerlicher Vorgang, sondern ein innerer Schritt. Ein Schritt, mit dem du dich auf dich selbst einlässt – so, wie du bist. Eben auch auf dein wahres Potenzial und deine unbegrenzten geistigen Möglichkeiten, die du erkennen und wecken möchtest.

Nimm ein Maßband zur Hand. Atme aus und stelle zunächst deine Oberweite fest. Dann misst du dein Dekolleté aus, und zwar so: Lege das Maßband von der Mitte des Halsansatzes aus senkrecht nach unten an und messe bis zum Punkt in der Mitte der Brust, auf Höhe der Brustwarzen. Schließlich misst du dort, wo dein Körper auf die innere Arbeit und das Training unmittelbar reagieren soll: an jeder Brust. Messe beide Brüste aus, von der Brustwarze senkrecht nach unten. Hier wird sich etwas verändern, und die Skala des Maßbandes zeigt es dann an. Wenn du zwischendurch immer wieder nachmisst, kannst du deine Fortschritte in einem Tagebuch dokumentieren. Du kannst auch Vorher/Nachher-Fotos von dir machen, um deine Fortschritte sinnfällig werden zu lassen. So et-

was ist nicht überflüssig oder unwichtig, denn wenn man jeden Tag auf sich selbst schaut, wird einem der Unterschied nicht so leicht bewusst.

Frage dich, was ist dein Ziel, was ist dein inneres Ideal, wie siehst du dich selbst in deinen Träumen? Male dir ein inneres Traumbild deiner selbst aus. Oder finde ein Foto, das dein Traumbild widerspiegelt.

Klebe das Vorher-Foto und dein Traumbild in dein Tagebuch. Wenn du mehrere Ausdrucke oder Abzüge deines Traumbilds hast, dann kannst du es auch an einer Stelle aufhängen, wo du öfter hinschaust. In dein Tagebuch trägst du deine Erkenntnisse und alle wichtigen und interessanten Informationen, die mit deinem Brusttraining in Verbindung stehen, regelmäßig ein.

Wir kommen jetzt zu den ersten Schritten des Programms.

VERBESSERUNG DER LYMPHE-ZIRKULATION

Eine Verbesserung der Lymphe-Zirkulation ist unabdingbar, denn heutzutage leiden fast alle unter Stauungen des Lymphatischen Systems. Enge Kleidung mit Druckstellen, wie durch BH und Gummi an Hosen und Socken, stören den Fluss der Lymphe. In der Nacht ist das gute alte Nachthemd nach wie vor viel körperfreundlicher als der Pyjama. Es geht darum, Druckstellen auf der Haut und im Gewebe möglichst ganz zu vermeiden.

All das sind noch indirekte, aber schon einmal sehr wirksame Maßnahmen. Um auch aktiv etwas dafür zu tun, dass die Lymphe wieder frei und ungehindert zirkulieren kann, empfehle ich Massagen und basische vegane Ernährung.

MASSAGE

Diese Massage gibst du dir im Stehen.

1. Als erstes schließe deine Augen, und konzentriere dich auf dein Traumbild von dir selbst. Wie möchtest du deine Brüste sehen? Jetzt atme die universelle Liebe in dein Herz hinein. Erfülle dich ganz mit dieser Liebe.

2. Hebe deinen rechten Arm, so dass du die linke Hand in die Achselhöhle legen kannst, und senke den erhobenen Arm wieder. Massiere dich in deiner Achselhöhle mit leicht streichelnden, kreisenden Bewegungen etwa eine halbe Minute lang. Danach das Gleiche mit der linken Achselhöhle.

3. Jetzt lege die linke Hand neben das rechte Schlüsselbein und massiere dort auf die gleiche Weise und wieder etwa für eine halbe Minute. Dann mit der Rechten die linke Seite.

4. Die Handflächen aufs Brustbein legen, so dass die Fingerspitzen (Mittel- und Ringfinger) sich berühren. Dann mit beiden Händen gleichzeitig um die Brüste herum massieren: nach oben hin beginnen, dann zur Seite nach außen, darauf nach unten gehen und innen wieder nach oben. Dies für eine halbe Minute. Dann in entgegengesetzter Richtung, nach unten hin beginnend. Diese Massage bringt die Energie im Gewebe in Fluss, sie wirkt entgiftend und straffend. Wechsle viermal die Richtungen.

5. Zum Schluss spanne deine Beckenboden-, deine Vagina- und Anusmuskulatur an. Halte, während du bis zehn zählst und lass dann wieder los. Mach das insgesamt zehnmal.

6. Zum Schluss lass wieder ganz viel Liebe in dich hineinströmen. Schicke sie in jede einzelne Zelle deines Körpers. Schließe die Augen und sieh noch Mal das Traumbild deiner selbst vor dir. Bedanke dich abschließend bei dir selbst.

ENTGIFTUNG UND ERNÄHRUNG FÜR SCHÖNE BRÜSTE

Deine Brustverschönerung wird um so besser funktionieren, je freier dein Körper von Giften und Schlacken ist. »Detox« ist von daher auch in Sachen Schönheit ein sehr aktuelles Thema!

Zur Ausleitung schädlicher Substanzen sind Säftefasten, Heilfasten, Obst- und Reistage das Mittel der Wahl. All das bringt natürlich nur dann den gewünschten Effekt, wenn sich nicht erneut toxische Stoffe in deinem System ansammeln. Womit wir beim Thema der richtigen Ernährung wären. Ganz im Allgemeinen ist die gesündeste Ernährungsweise in meinen Augen die vegane – damit würdest du dir sicherlich den größten Gefallen tun. Im Speziellen, für einen gesunden, straffen Körper, bringt vegane Ernährung mit hoher basischer Komponente noch die gewünschte Optimierung: also ein Speisezettel, auf dem viel frisches Obst und Gemüse steht. Und, ganz wichtig: mit grünen Smoothies. Siehe dazu das Kapitel »Ernährung für die Schönheit«.

GERADE HALTUNG

Eine gerade Haltung ist für dich wichtig, denn sie hebt auch die Brüste. Im Übrigen: Wenn wir innerlich kleiner werden, weil wir uns von unserem Weg und unserer Wahrheit abbringen lassen und falsche Ziele verfolgen, dann wird auch unsere Haltung krumm.

Prüfe deine Haltung täglich, und so oft wie möglich. Bitte deine Familienmitglieder und deine Freunde, dich darauf hinzuweisen, wenn du deinen Rücken wieder unbewusst krümmst. Es tut deinem ganzen Körper nicht gut. Nur wenn du dich innerlich und äußerlich gerade hältst, können alle Körpersysteme harmonisch miteinander arbeiten. Aber: Sobald du in deine innere Kraft und deine Ganzheit kommst, richtest du dich von allein auf! Der geistigen Aufrichtung folgt die körperliche – und umgekehrt. Alle Ebenen, alle Systeme in uns sind miteinander verbunden und wirken aufeinander ein.

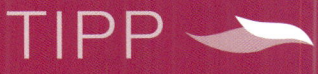

Beim Spazierengehen drehe deine Daumen nach außen, denn es richtet dich auf. Gehe möglichst oft in dieser Haltung – so lange, bis du dich daran gewöhnt hast und es ganz von allein »geschieht«, dass du dich so hältst.

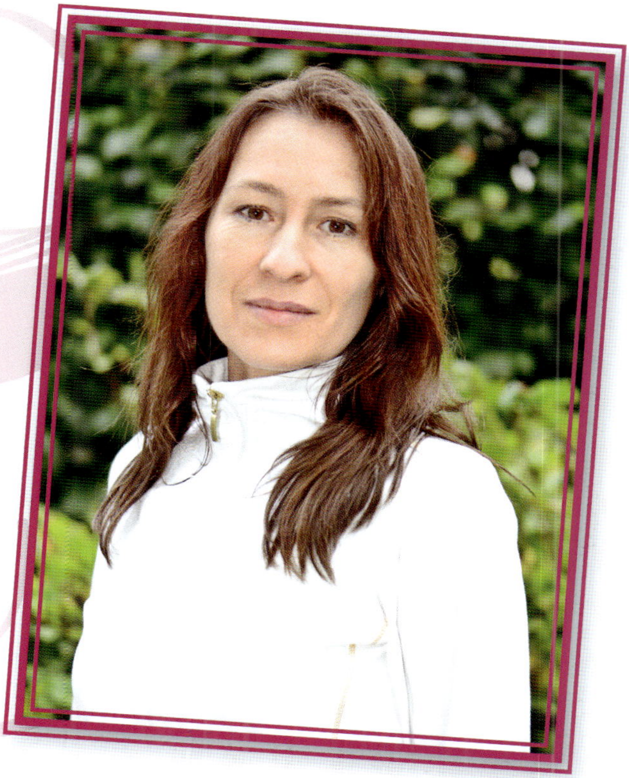

DEIN TÄGLICHES ÜBUNGSPROGRAMM FÜR SCHÖNE BRÜSTE

Und damit zum Herzstück des gesamten Programms. Du kannst diese Übungen im Sitzen oder Stehen machen, sofern nicht anders verlangt. Achte dabei die ganze Zeit auf den geraden Rücken.

Bei kleinen, erschlafften und ungleichen Brüsten werden alle Übungsschritte durchlaufen. Bei großen Brüsten nur die Übungen vier, fünf, sechs und sieben. Sofern nicht anders angegeben, führe jede Übung acht- bis zehnmal aus. Widme dich diesem Programm täglich, einen vollen Monat lang. Und genieße danach stets die unten noch empfohlene Meditation!

Bevor du aktiv zu üben beginnst, schließe deine Augen und fokussiere dich auf deine Absicht: Wie sehen deine Traumbrüste aus? Dann atme ganz tief in dich hinein, wie wenn du dich selbst in deinen Körper einatmest. Lass deine Liebe in dich hineinfließen, und beginne dann mit den Übungen.

ÜBUNG

1. Verhake deine Zeigefinger vor der Brust. Atme in deinen Brustbereich hinein, ziehe deinen Bauch ein und ziehe deine Zeigefinger dabei kräftig auseinander … nicht loslassen! Halte die Anspannung für einen Moment. Ausatmen, locker lassen – und wieder von vorn.

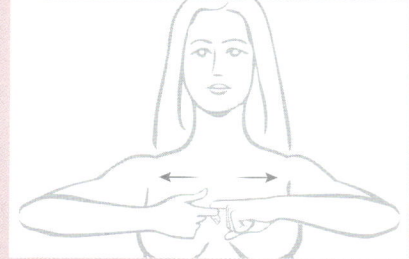

2. Falte deine Hände vor der Stirn und drücke sie fest aneinander. Spanne dabei Brust- und Armmuskulatur maximal, jedoch nicht verkrampft, an. Halte die Spannung und führe deine Ellenbogen zusammen. Deine Ellenbogen sollten sich auf Brusthöhe befinden. Öffne deine Ellenbogen wieder. Bevor du zur nächsten Übung übergehst, schüttele deine Arme aus und atme ein paar ruhige und entspannte Atemzüge.

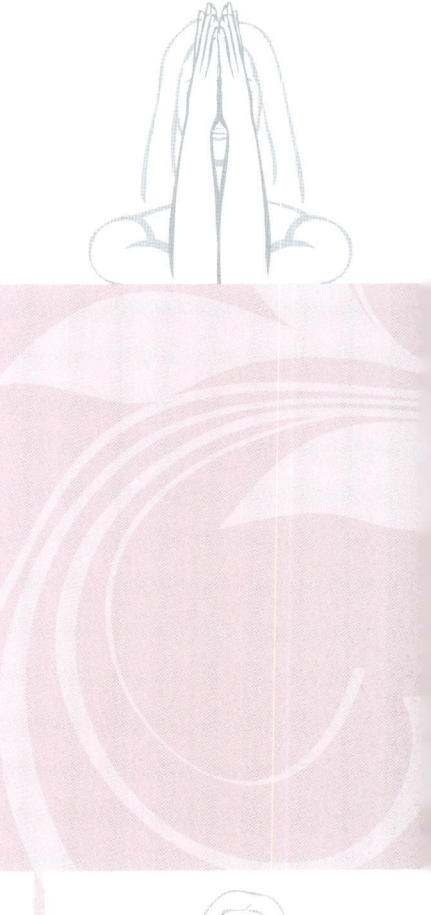

3. Führe deine Hände an deinen Körperseiten nach oben, so dass deine Oberarme und dein Schultergürtel eine gerade Linie bilden. Die Fingerspitzen zeigen nach oben. Balle deine Hände zur Faust und baue in deiner Arm- und Brustmuskulatur Spannung auf. Halte die Spannung und führe deine Arme vor deinem Gesicht zusammen. Dabei berühren sich deine Ellenbogen, Unterarme und Fäuste. Achte darauf, dass deine Oberarme stets auf Höhe deiner Schultern sind. Nun öffnest du in deine Arme wieder und gelangst in die Ausgansposition. Atme während der Übung vollkommen ruhig.

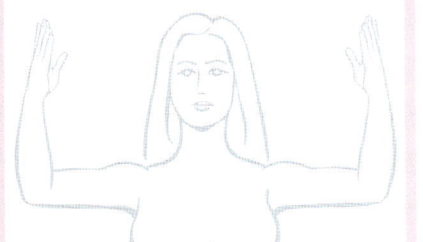 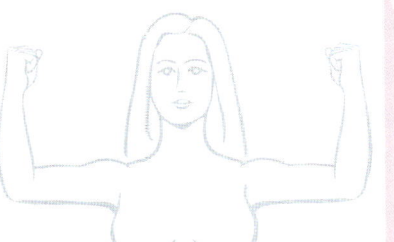 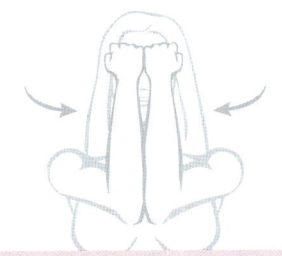

4. Deine Hände befinden sich in Brusthöhe, die Handflächen zeigen nach unten und die Fingerspitzen berühren sich. Atme tief aus und beim Einatmen ziehst du deinen Bauch ein und ziehst deine Schulterblätter zueinander, als wollten sie sich berühren.

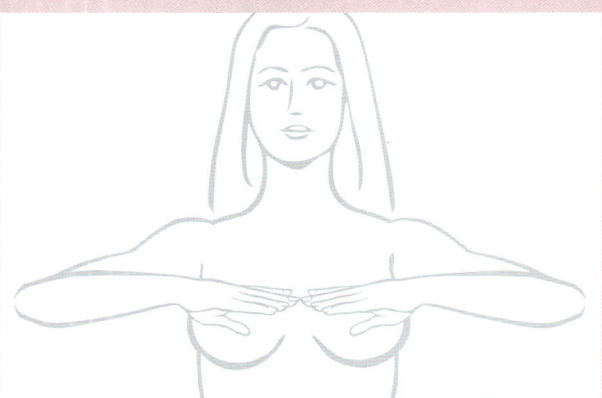

5. Du drückst deine Handflächen vor dem Brustbein fest zusammen (Gebetshaltung). Die Fingerspitzen zeigen nach oben, Handflächen und Unterarme bilden einen rechten Winkel. Halte die Spannung und führe deine Hände langsam bis auf Augenhöhe und wieder zurück zum Brustbein. Nun drückst du mit der linken Hand die rechte Hand so weit wie es geht zur Seite, wobei die rechte Hand Gegendruck ausübt. Achte darauf, dass deine Hände auf Brusthöhe bleiben. Wenn du es zu beiden Seiten ausgeführt hast, beginne wieder von vorne.

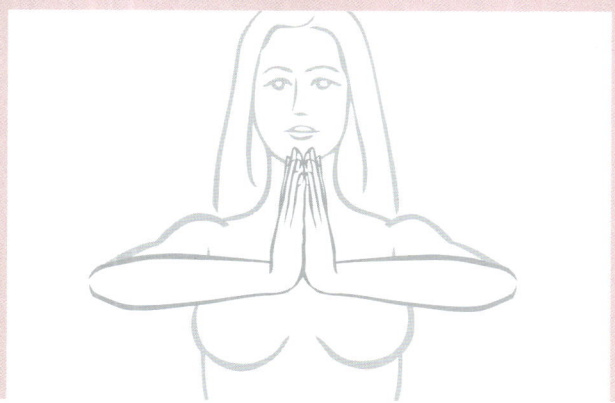

6. Gehe in den Vierfüßlerstand. Schließe deine Knie und überkreuze deine Füße. Nun machst du den sogenannten »Frauenliegestütz«, indem du deinen Oberkörper, allein mit der Kraft deiner Arme, hoch und runter bewegst. Achte auf einen geraden Rücken und eine gleichmäßige Atmung.

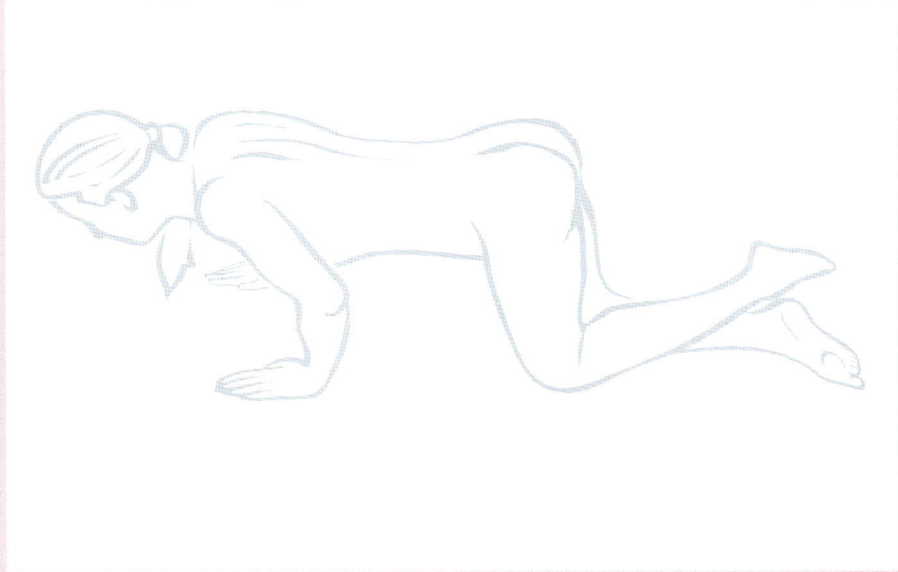

7. Zum Schluss spanne deine Beckenboden-, Vagina- und Anusmuskulatur an, zähle bis zehn und lass wieder los. Führe das zehnmal aus.

Dieses Programm hat es in sich! Es ist auch ein bisschen anstrengend, zumindest anfänglich. Deshalb brauchst du danach einen Ausgleich, um wieder in deine Mitte zu finden. Eine ideale Ergänzung bildet die gleich folgende Meditation.

Nach dem Übungsmonat betrachte dein Ergebnis: Messe erneut Oberweite, Dekolleté und Busen, nimm auch ein weiteres Foto, wenn du willst. Wenn das, was du siehst, noch nicht voll und ganz deinem Wunsch entsprechen sollte, fahre mit den Übungen fort.

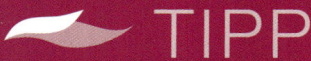

Sobald du mit deinem Aussehen zufrieden bist, solltest du dennoch weiter einmal pro Woche dein Programm durchführen, um das erzielte Ergebnis auch wirklich zu halten!

FÜR DEIN GEWÄHLTES ZIEL:
EINE MEDITATION GLEICH NACH DEN ÜBUNGEN

Lege dich auf den Rücken. Spüre die Wirkung nach den Übungen. Spüre, wie die Energie in deine Brüste fließt. Nimm körperlich wahr, wie deine Brüste sich nach deiner Vorstellung formen. Es geschieht … jetzt!

FÜR GRÖSSERE UND VOLLERE BRÜSTE

Atme tief ein, und wenn du wieder ausatmest, stell dir vor, dass du die Luft durch deine Brüste hindurch fließen lässt. Nimm wahr, wie sie jetzt mit warmer Luft »aufgepustet« und davon voll und ganz erfüllt werden. Nimm wahr, wie sie sich mit jedem Ausatmen mehr und mehr vergrößern. Bleibe bei diesem Gefühl und in dieser Vorstellung für acht bis zehn Minuten.

Jetzt massiere deinen Bauch in Richtung Brüste, als ob du überschüssiges Gewebe aus deinem Bauch in deine Brüste hinein streichelst. Siehe vor deinem geistigen Auge, wie deine Brüste dadurch voller und schöner werden.

Dann massiere deine Oberarme in Richtung der Brüste und spüre, wie auch von dort überschüssiges Gewebe in deine Brüste hinein fließt. Nimm wahr, wie deine Brüste dabei voller und runder werden.

Jetzt bekräftige das Ergebnis mit einer Affirmation: »Ich habe wunderschöne Brüste! Ich liebe meine Brüste!«

ÜBUNG

Und dann lass die Liebe in deinen Körper fließen, in jede einzelne deiner Körperzellen. Als ob du an jede deiner Zellen eine Liebeserklärung machst:

»Ich liebe dich! Du bist das Schönste, was mir je geschehen ist!«

Verweile in dieser Energie ein bisschen, bevor du wieder zurückkommst. Dann räkle dich, streck dich und gähne herzhaft.

FÜR KLEINERE UND FESTERE BRÜSTE

Atme tief ein und aus. Beim Einatmen stell dir vor, dass du durch deine Brüste einatmest, und atme durch die Nase wieder aus. Nimm deutlich wahr, wie die kalte Luft beim Einatmen deine Brüste kühlt, sie dabei kleiner und fester macht, mit jedem Einatmen mehr und mehr. Bleibe bei diesem Gefühl und in dieser Vorstellung acht bis zehn Minuten lang.

Jetzt massiere dich von deinen Brüsten in Richtung Bauch, als ob du das überschüssige Gewebe aus deinen Brüsten in deinen Bauch hinein streichelst. Spüre, wie es weiter fließt: immer weiter nach unten und schließlich durch deine Füße in die Erde, wo es Wurzeln bildet, die dich nähren. Sieh mit deinem geistigen Blick, wie deine Brüste dabei kleiner und schöner werden.

Dann massiere von den Brüsten aus in deine Oberarme hinein und von da aus in Richtung Handflächen. Spüre, wie auch von hier das überschüssige Gewebe erst in die Oberarme, dann in die Hände fließt – und von da aus ins Universum, wo es ganz feine Wurzeln bildet, die dich nähren. Nimm wahr, wie deine Brüste dabei immer kleiner, fester und schöner werden.

Jetzt bekräftige das Ergebnis mit einer Affirmation: »Ich habe wunderschöne Brüste! Ich liebe meine Brüste!«

Nun lasse die Liebe in deinen Körper fließen, in jede einzelne deiner Körperzellen. Als ob du jeder von ihr eine Liebeserklärung machst:

»Ich liebe dich! Du bist das Schönste, was mir je geschehen ist!«

Bleibe in dieser Energie noch ein bisschen, und wenn du zurückkommst, räkle dich, streck dich und gähne herzhaft.

FÜR GLEICH GROSSE UND SCHÖNE BRÜSTE

Fokussiere auf deinen Atem. Du atmest kalte Luft durch die Nase ein und warme Luft aus. Bleibe einige Atemzüge lang bei dieser Empfindung.

Dann streichle über deine Brüste, von der größeren hin zur kleineren. So, als ob du das Zuviel an Gewebe aus der größeren in die kleinere Brust ausstreichelst. Sieh mit deinem inneren Blick, wie sie sich ausgleichen. Nimm wahr, wie es JETZT geschieht.

Nun bekräftige das Ergebnis mit einer Affirmation: »Ich habe wunderschöne Brüste! Ich liebe meine Brüste!«

Dann lass die Liebe in deinen Körper fließen, in jede einzelne deiner Körperzellen. So, als ob du jeder von ihnen eine Liebeserklärung machst:

»Ich liebe dich! Du bist das Schönste, was mir je geschehen ist!«

Bleibe in diese Energie noch ein bisschen, und wenn du wieder zurückkommst, räkle dich, streck dich und gähne herzhaft.

MASKEN FÜR **SCHÖNE BRÜSTE**

Wir können unsere Brusthaut wunderbar darin unterstützen, dass sie immer gut durchblutet wird, dadurch gesünder ist und schöner aussieht. Das verbessert Dehnungsstreifen und macht die Haut weich und klar.

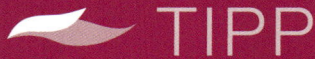 **TIPP** Bitte denke immer daran, die Brustwarzen dabei stets frei zu lassen. Man sollte diese äußerst zarte Haut nur mit reinen Ölen behandeln, vor allem nach dem Stillen und bei trockener oder rissiger Brustwarze. Am besten sind dafür Avocado-, Mandel-, Jojoba- und Traubenkernöl. Bevor du die Maske aufstreichst, nimm zwei Wattepads, tränke sie mit Wasser und lege sie auf deine Brustwarzen.

SOJAJOGHURT-ORANGE-MASKE FÜR HARMONISCHE ENERGIE

4 EL Sojajoghurt
4 EL Saft einer Orange
4 cm Banane
Hafermehl

Banane mit Gabel zerdrücken, Sojajoghurt und Saft der Orange dazumischen. Wenn es zu wässrig ist, mit Hafermehl vermengen, bis es pastös wird. Auf Dekolleté und Brüste ausstreichen und für 15 bis 25 Minuten einwirken lassen. Dabei entspannen! Und meditieren. Stell dir vor, wie optimal deine Brüste jetzt genährt werden. Wie sie sich neu formen, wie sie schöner werden. Schicke die Gefühle von Dankbarkeit und Wertschätzung zu ihnen!

Danach wasche die Maske mit Wasser ab, und dusche dich oben herum mit kaltem Wasser. Jetzt betrachte deine Brüste in Spiegel. Siehst du das Ergebnis? Danke dir dafür, dass du dir Zeit für dich selbst genommen hast.

AVOCADO-APFELMUS-MASKE FÜR STRAFFERES GEWEBE

Apfel fein reiben oder pürieren, Avocado zerdrücken und alles zusammen zu einem Brei mischen. Wenn es zu wässrig ist, etwas Hafermehl hinzugeben. Auf Dekolleté und Brüste ausstreichen und für 15 bis 25 Minuten einwirken lassen. Dabei entspannen. Und meditieren. Visualisiere deine schönen, jungen Brüste, fühle und siehe, wie sie jetzt entstehen.

1 Apfel

1 Avocado

Hafermehl

Danach wasche es mit Wasser ab, und dusche dich danach oben herum mit kaltem Wasser. Jetzt betrachte deine Brüste in Spiegel. Danke dir selbst dafür, dass du dir Zeit für dich genommen hast.

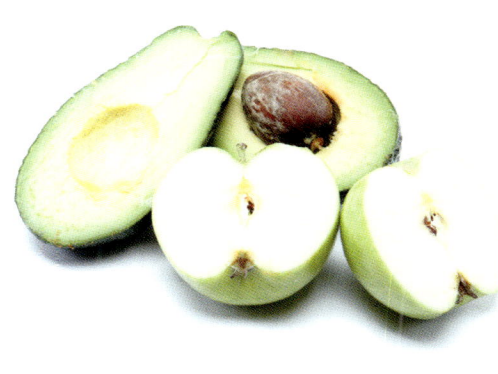

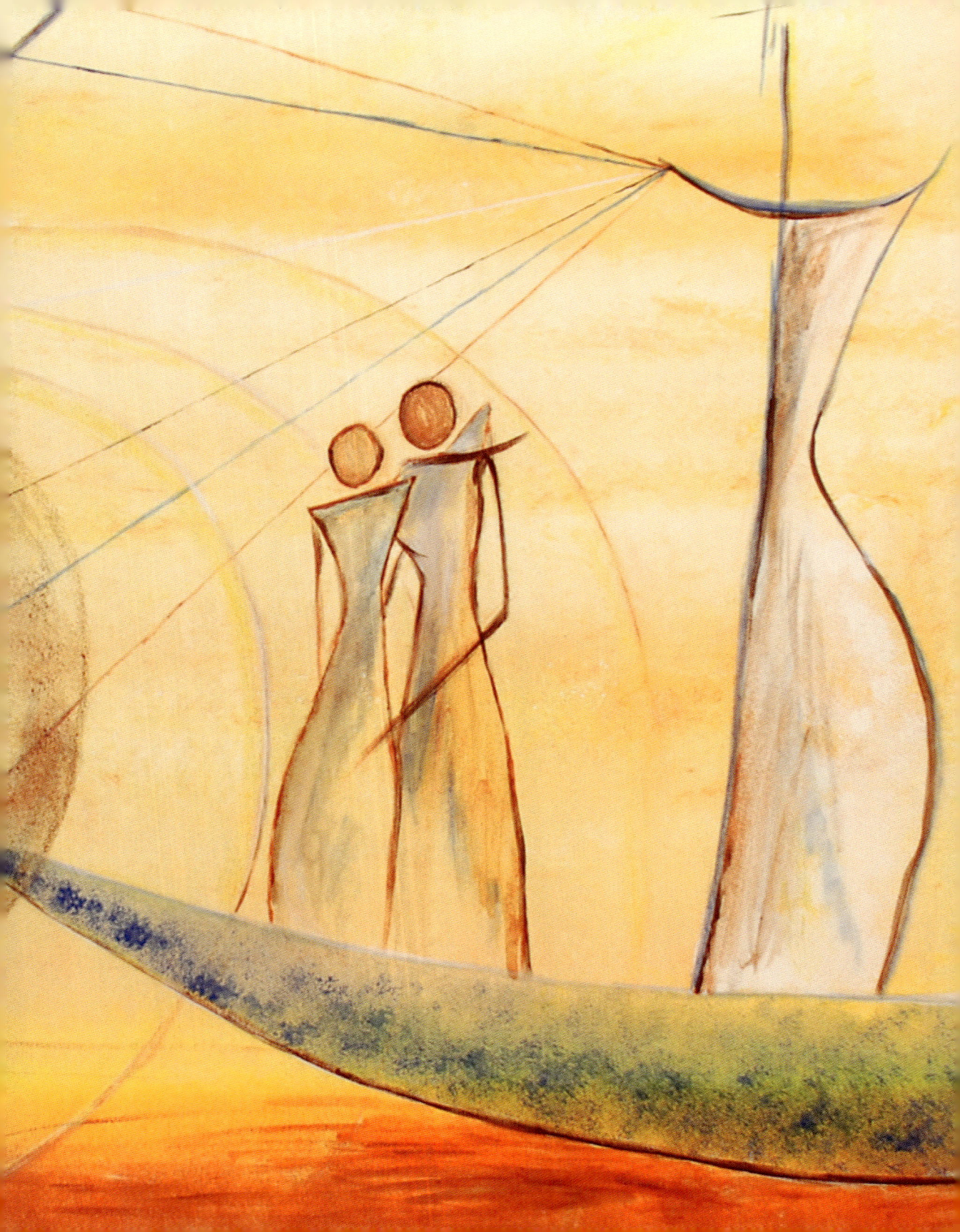

MEIN VOLLES UND GLÄNZENDES HAAR

Unsere Haare sind weit mehr als nur Kopfschmuck. Sie sind unsere »Wurzel nach oben« – unsere physische Verbindung zur geistigen Welt. Gleichzeitig sind sie ein Zeichen natürlicher Vitalität. Damit verankern sie uns auch in unserer innersten Kraft und geben uns Macht in unserem Leben. So ist Haarverlust in übertragenem Sinne auch Machtverlust. Wen diese Aspekte besonders interessieren, der nehme meine Bücher *Erneuere deine Zellen* und *Du bist die Quelle des Lebens* zur Hand. Hier geht es jetzt um praktische Dinge.

Damit unser Haar gesund und kräftig sein und uns als »Antenne« für die Schwingungen dienen kann, die uns aus der geistigen Welt erreichen, sollten wir eines tun: Chemie nicht mehr auf unseren Kopf lassen. Stattdessen nur Natur. Mit selbstgemachten Shampoos und der richtigen Pflege wird jedes Haar wieder gesunden. Ganz klar: Die natürliche Haarpflege erscheint zunächst als ungewohnt. Kennen wir es doch nicht anders, als dass es bei der Kopfwäsche schäumen muss, »was das Zeug hält«. Aber warum eigentlich? Eben: weil wir es nicht anders kennen. Die eigentliche Umstellung findet deshalb nicht auf, sondern im Kopf statt. Probiere es doch einfach aus!

Noch eine fragwürdige Gewohnheit: die meisten Menschen waschen ihre Haare viel zu oft. Fettiges, brüchiges, kraftloses Haar, Schuppen, Haarausfall sind ja nicht etwa weniger geworden, seitdem man sich täglich die Haare wäscht. Im Gegenteil. Wenn wir davon nicht abkommen, nehmen wir unserer Kopfhaut jede Chance, sich auf natürliche Art und Weise zu regenerieren. Und unser Haar wird so sehr von außen her mit allen möglichen Reizstoffen

überzogen, dass es seine Widerstandsfähigkeit einbüßt und an Glanz und Fülle verliert.

Nicht nur jeder Mensch, auch jeder Schopf ist anders. Deshalb einfach ausprobieren! Es schadet ja nicht, was ich hier an Rezepturen zusammengestellt habe. Und es sollte für jeden Typ etwas dabei sein. Allerdings darf man sich auf schnelle Erfolge nicht unbedingt verlassen. Wohl kaum etwas an unserer äußeren Körperhülle ist so »nachtragend« wie unser Haar. Jedenfalls, wenn es darum geht, die ihm gegenüber begangenen Sünden der Vergangenheit vergessen zu machen.

Zum Beispiel in Form lebenslanger Benutzung von herkömmlichen Shampoos, Haarspray, Schaumfestiger, Farbstoffen und anderen fragwürdigen Hilfsmitteln dieser Art. Ein einzelnes Haar hat eine recht lange Lebensdauer, und es vergisst nicht. Horn, seine Grundsubstanz, ist sehr zäh – es dauert lange, bis es schädliche Chemie einlagert, doch wenn sie mal drin ist, gibt es sie nicht so leicht wieder her. Es braucht Zeit, bis es sich wieder regeneriert hat. Das solltest du wissen – damit du nicht an der falschen Stelle nach dem Grund dafür suchst, warum sich hier womöglich nicht auf Anhieb die erträumten Erfolge einstellen. Also gib deinem Haar etwas Zeit. Zeit, die es zur Entgiftung unbedingt braucht.

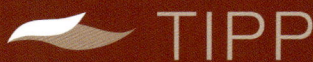

TIPP Wenn du unbedingt dein Haar färben willst, findest du in Reformhaus und Bioladen Mittel auf Kräuterbasis. Und wenn du graue Haare bekommst und deine alte Farbe behalten willst, lass dich von einem Naturfriseur beraten.

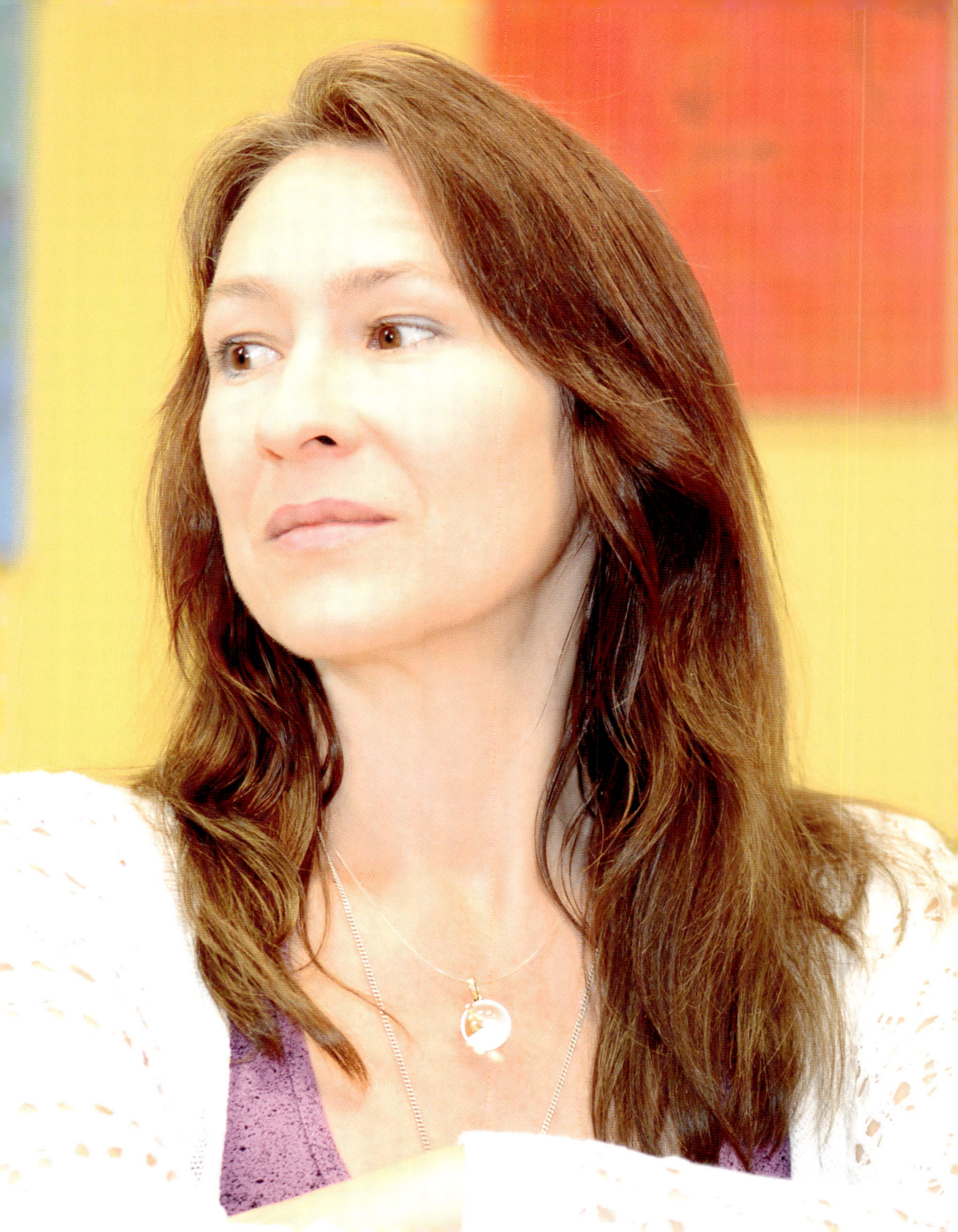

HAARE WASCHEN MIT LAVAERDE

Lavaerde, auch Wascherde oder Ghassoul beziehungsweise Rhassoul genannt, hat mit Lava nichts zu tun. Es ist eine besondere Tonerde. »Lava« kommt in diesem Fall vom Lateinischen *lavare* (»waschen«). Du bekommst Lavaerde im Bioladen oder Bioversand. Ja, diese Erde wäscht tatsächlich dein Haar sauber! Sogar besser als tensidhaltiges Shampoo. Und sie schont auch deine Kopfhaut. Das typische Gefühl »gespannter« Kopfhaut, eine logische Folge übertriebener Entfettung, wirst du nach dem Haarewaschen auch nicht mehr verspüren.

Vermische die Lavaerde einfach mit Wasser, im Verhältnis eins zu zwei. Die Waschsubstanz sollte nicht dickflüssig sein. Verteile die Lavaerde auf dem nassen Haar, lass kurze Zeit einwirken und spüle es mit klarem Wasser wieder heraus. Empfehlenswert ist eine anschließende Haarspülung mit Apfelessig- oder Zitronenwasser. Auf einen Liter lauwarmes oder kaltes Wasser kommt ein Esslöffel Essig oder Zitronensaft. Kaltes Wasser schließt nach der Haarwäsche die Schuppenschicht der Haare und sorgt dafür, dass die Haare in natürlichem Glanz erstrahlen.

BIER-HAARSHAMPOO

Dies ist mein Lieblingsrezept. Öffne eine Flasche Bier (kein Weißbier, besser Helles), erwärme sie im Wasserbad und lass sie stehen, damit der Alkohol etwas verdunstet. Dann tränke dein Haar damit, wobei die Flüssigkeit mit einer Schüssel immer wieder aufgefangen und anschließend wieder über das Haar gegossen wird. Wickle ein dickes Handtuch über die Haare, und lass es 30 bis 40 Minuten einwirken. Danach spüle dein Haar mit viel Wasser ab. Normalerweise braucht man dann kein Shampoo mehr.

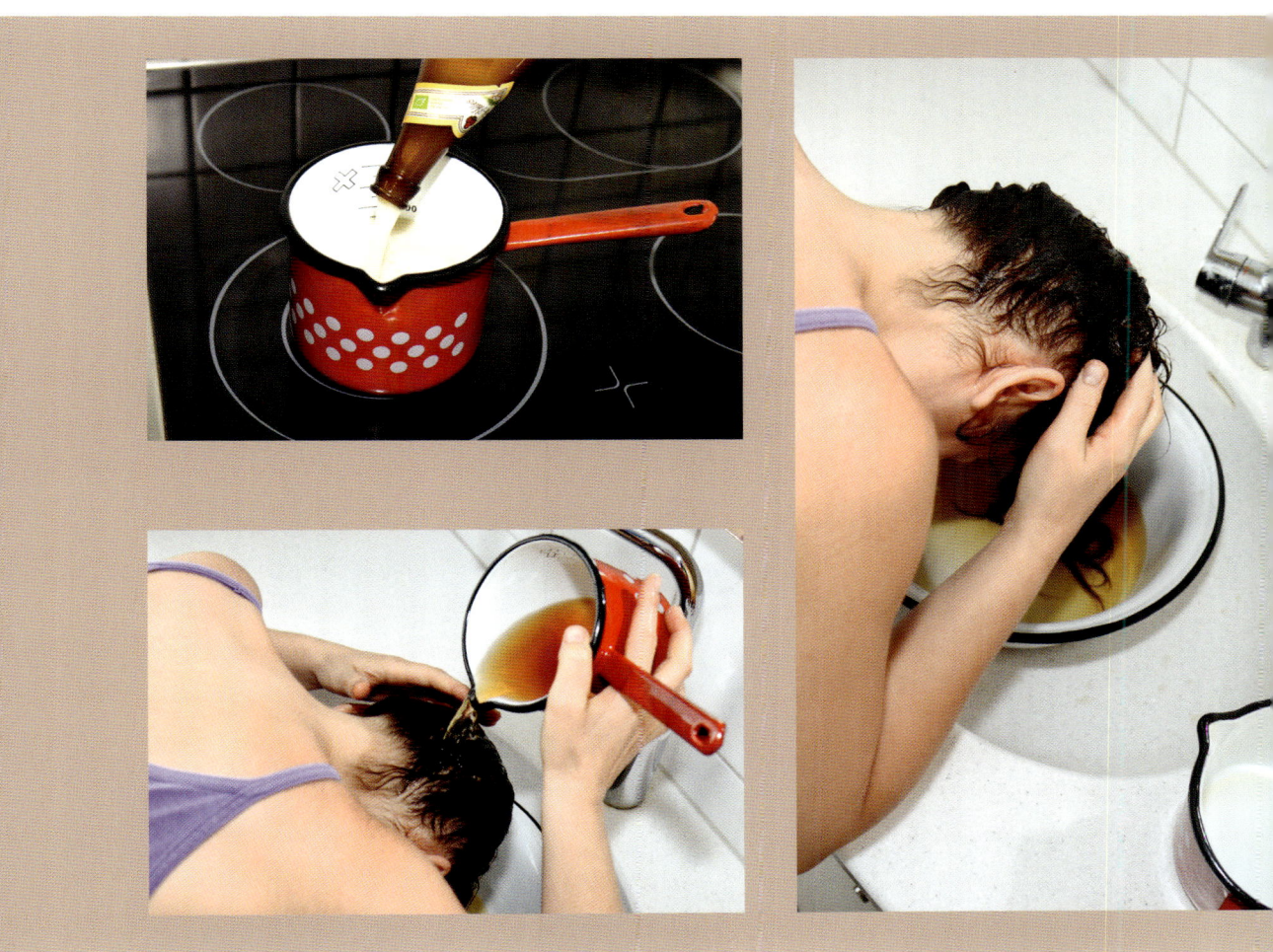

Mein volles und glänzendes Haar

SHAMPOO FÜR KURZE HAARE UND BESONDERS BEI HAARAUSFALL

1 EL Senfmehl
2 EL Roggenmehl
1 EL weißer Zucker
Lauwarmes Wasser

Mische alles zusammen zu einer Paste. Trage sie sanft auf die nassen Haare auf. Zehn Minuten einwirken lassen. Falls es auf der Kopfhaut brennt, wasche es früher ab. Zuerst nur mit lauwarmem Wasser abspülen. Dann kann man mit Kräutern nachspülen oder einfach mit Apfelessig (auf einen Liter Wasser einen Esslöffel Apfelessig). Die Kräuter brühst du mit heißem Wasser auf, lässt es ziehen, und dann verdünnst und kühlst du es mit kaltem Wasser ab.

Wenn noch etwas von der Haarwäsche in den Haaren verbleibt, dann nach dem Trocknen einfach mit der Hand abschütteln oder abbürsten.

HENNA-SHAMPOO

Wenn du schulterlanges Haar hast, nimm 50 Gramm farbloses Henna und 200 Milliliter heißes Wasser. Auf die feuchten Haare auftragen, mit Backpapier umwickeln und eine Duschhaube darüber anziehen. 20 Minuten einwirken lassen, danach mit viel Wasser abwaschen. Man kann Henna für jede Haarwäsche benutzen. Das Haar wird kräftig, dicht und wächst schnell.

AMLAPULVER

Amlapulver findest du in Reformhaus oder in indischen Geschäften. Es wird mit heißem Wasser verdünnt und auf die nassen Haare aufgetragen. 20 Minuten einwirken lassen und dann mit lauwarmem Wasser abspülen. Hilft besonders gut bei Haarausfall.

INDISCHES KRÄUTER-HAARWASCHPULVER

Dieses erhältst du an der gleichen Quelle. Reinigt Kopfhaut und Haar gründlich und auf natürliche Weise, ich mag diesen Kräuterduft besonders gerne. Geeignet für alle, die auf chemische Stoffe allergisch reagieren. Das Haarwaschpulver ist außerdem ein sehr mildes, aber effektives Baby-Shampoo.

Für eine Haarwäsche nimmt man, je nach Haarlänge, ein bis zwei Esslöffel davon, verrührt es mit kochendem Wasser, bis eine homogene Masse entsteht. Nach dem Abkühlen auf Körpertemperatur direkt auf die feuchten Haare auftragen und mindestens zehn bis 30 Minuten einwirken lassen. Danach mit klarem Wasser ausspülen.

AYURVEDISCHE ANWENDUNG DES KRÄUTER-HAARWASCHPULVERS

Koche zwei Esslöffel Pulver zehn Minuten lang in zwei Tassen Wasser und lass die Mischung über Nacht stehen. Am nächsten Tag filterst du es und verwendest den Sud zur Haarwäsche. Es schäumt nicht, reinigt aber das Haar trotzdem gründlich.

> Man muss sich klarmachen, dass Schaum nicht nötig ist. Ein natürliches Shampoo muss nicht schäumen. 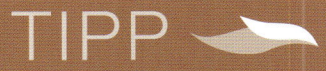 **TIPP**

HAARWÄSCHE MIT KAISERNATRON

Einen Esslöffel Kaisernatron (Soda) mit etwas Wasser verdünnen und in die feuchte Kopfhaut einmassieren. Kurz einwirken lassen und gründlich ausspülen. Danach unbedingt mit Essig- oder Zitronenwasser abspülen.

WASCHNUSS-SHAMPOO

Waschnüsse findest du im Reformhaus und in Eine-Welt-Läden.

Sechs bis zehn Waschnüsse zerkleinern und in einen Kochtopf in einem halben Liter Wasser geben. Aufkochen und danach etwa 15 Minuten köcheln lassen. Anschließend abkühlen lassen und durchsieben. Fülle die Flüssigkeit in eine Flasche ab.

Die Waschnüsse enthalten natürliche Saponine, die Haare sanft und natürlich reinigen. Shampoo aus Waschnüssen schäumt nur gering und fühlt sich eher wie Haarwasser an. Die Haare werden aber dennoch frisch und sauber.

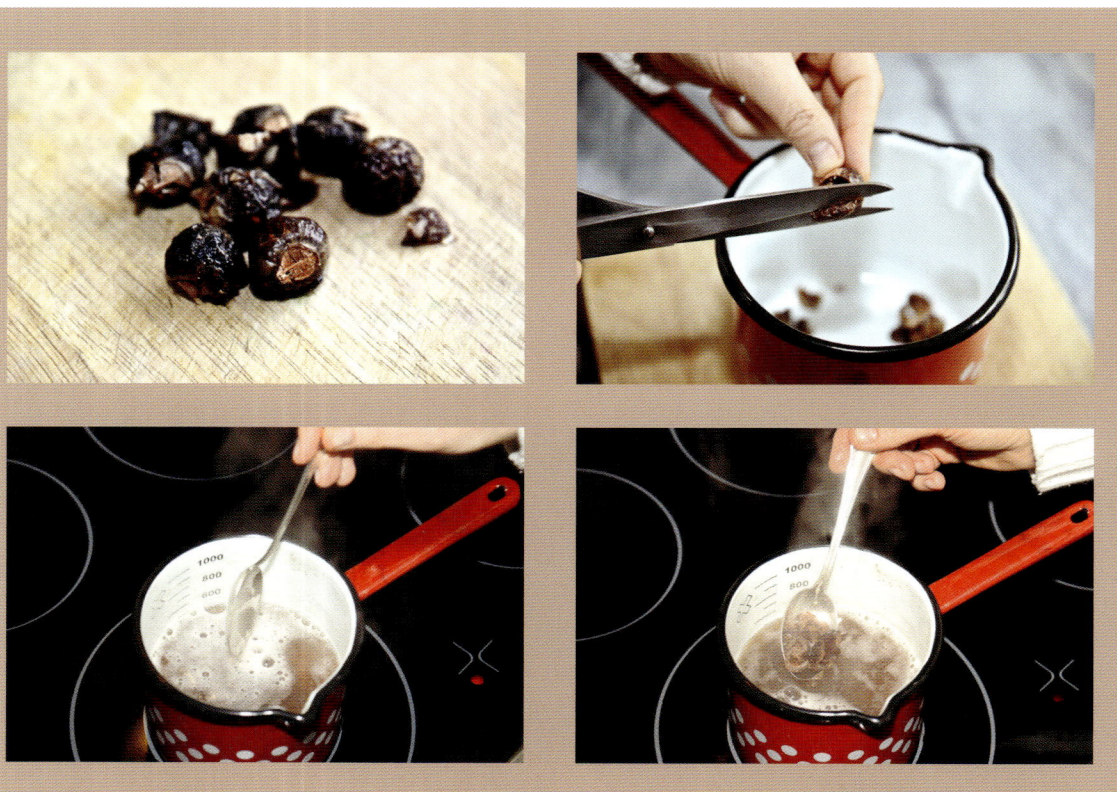

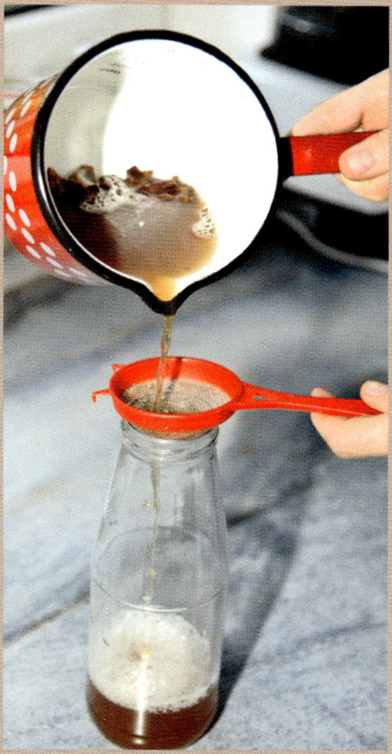

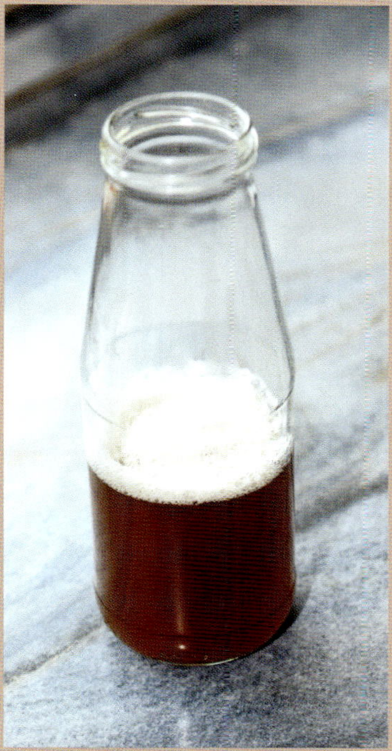

SEIFENKRAUT-SHAMPOO

Seifenkraut bekommt man in der Apotheke.

Einhundert Gramm davon in einem halben Liter Wasser aufkochen. Köcheln lassen, bis sich die Flüssigkeit in etwa halbiert hat. Durchsieben und in eine Flasche abfüllen.

TIPP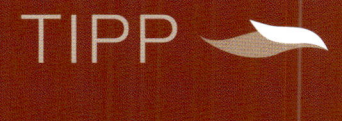

Um eine Gelee-artige Konsistenz zu bekommen, kannst du Shampoos aus Waschnüssen oder Seifenkraut mit Guarkernmehl oder Xanthan andicken, die es in Reformhäusern gibt. Aber das ist reine Kopfsache, das Shampoo muss weder dickflüssig noch schäumend sein!

TROCKENWASCHEN

Wenn der Haaransatz schnell fettet, kann man die häufige Haarwäsche vermeiden, indem man das Haar trocken »wäscht«.

TROCKENWÄSCHE MIT HEILERDE

Die Heilerde gibt es in der Drogerie oder Apotheke. Pudere den Haaransatz mit Heilerde, danach das Haar in ganzer Länge. Du stellst fest, dass dein Haar dadurch nicht nur wieder sauber, sondern auch voluminöser wirkt.

TROCKENWÄSCHE MIT IRISWURZEL

Fünfzig Gramm Iriswurzel und einhundert Gramm Reismehl zu einem Pulver vermahlen und vermischen. Auf trockenes Haar auftragen, einige Minuten einwirken lassen und durch Bürsten wieder entfernen.

TROCKENWÄSCHE MIT MAIS ODER KICHERERBSENMEHL

Ein Teelöffel Maismehl oder Kichererbsenmehl mit zwei Teelöffeln gemahlenem Sandelholz vermischen. Auf das Haar auftragen, etwas einwirken lassen und durch kräftiges Bürsten wieder entfernen.

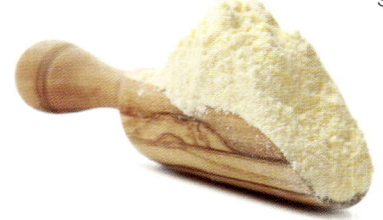

HAARSPÜLUNG

Ich liebe es, meine Haare mit Kräutern und Blättern zu spülen! Dazu eignen sich Brennnessel, Löwenzahn, Rosmarin, Majoran, Lavendel, Liebstöckel, Schachtelhalm und Birkenblätter. Nussbaumblätter sind natürliche Färbemittel, genauso wie Schwarzen Tee kann man sie zum Tönen benutzen. Auch durch Spülen mit Beerensäften kann man Haaren eine Farbnuance verleihen. Ich würde aber bei blonden Haaren etwas vorsichtig sein und zum Haarspülen lieber nur Kamille und Zitronensaft verwenden.

Spülen kann man auch mit Kombucha- oder Wasserkefir-Pilz, sofern man so etwas zu Hause hat. Wurden diese Getränke zum Trinken schon zu sauer, sind sie für das Haar und die Haut gerade am besten geeignet! Auf einen Liter Wasser einfach einen Schuss davon geben.

An dieser Stelle eine kleine Abschweifung, die manche Fragen beantwortet, die mir immer wieder gestellt werden:

KOMBUCHA UND WASSERKEFIR

Kombucha habe ich schon als Kind immer getrunken, es ist im russischen Raum sehr verbreitet. Es ist ein wohlschmeckendes Getränk, und sehr gesund. Auch bei meinen Kindern ist es sehr beliebt. Sie sagen, dass keine Limonade so gut schmeckt wie Kombucha!

Der Wasserkefir-Pilz stammt ursprünglich aus Japan und ist auch unter »Japanischer Kefir« geläufig. Es sind kleine, fast durchsichtige, kristallartig erscheinende Kügelchen. Gibt man diese zusammen mit Zucker und Trockenfrüchten in Wasser, entwickelt sich das Ganze innerhalb von 24 Stunden zu einem leicht sprudelnden, süß-sauer schmeckenden Getränk, das vor allem gekühlt besonders lecker ist. Wasserkefir schmeckt ein wenig wie eine Mischung aus Apfelschorle und nicht zu süßer Orangenlimonade.

Du findest Kombucha und Wasserkefir bestimmt im Internet, oder vielleicht hast du russische Nachbarn. Dann frage sie doch danach. Ich verschenke oft Wasserkefir in meinen Seminaren, weil es ganz schnell wächst, und ich bin froh, es nicht wegwerfen zu müssen, denn es ist doch ein Lebewesen, das uns so viel Gutes tut.

INTENSIVPFLEGE

Zur Intensivpflege des Haars gehören wiederum die Masken. Man kann sie ein Mal in der Woche auflegen, um geschädigtes Haar besonders zu pflegen und gesundes Haar in seiner Struktur zu unterstützen und im Wuchs zu fördern.

MÖHRENSAFT

Einen Esslöffel frisch gepressten Möhrensaft und zehn Tropfen Zitronensaft in die Kopfhaut einreiben. Es vitaminisiert der Kopfhaut. Das Haar wird dadurch glänzend und kräftig. Nur habe ich bei blondem Haar keine Erfahrung damit, in meiner Familie haben alle dunklen Haare. Wenn du blondes Haar hast, probiere es vielleicht an einer Stelle aus.

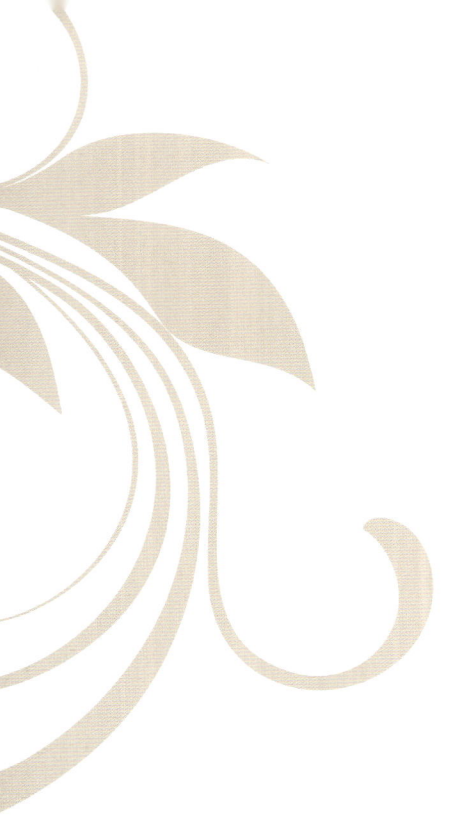

AVOCADO-KURPACKUNG

Alles vermixen und auf frisch gewaschenes Haar mit einem Pinsel auftragen. 20 bis 30 Minuten einwirken lassen. Danach gut abspülen und wie gewohnt waschen.

1 reife Avocado

2 EL Aloe-Vera-Gel

Saft von je ⅓ Zitrone und Orange

MEINE BESTE MASKE FÜR VOLUMEN UND KRÄFTIGUNG DER HAARE

Beim Kauf von Cognac bitte auf Qualität achten. Billige Cognacs enthalten oft Farb- und Aromastoffe. Daher lieber etwas mehr Geld ausgeben.

Salz

Olivenöl

Cognac

Alles in gleichen Teilen miteinander mischen, in ein Glas füllen und für zwei Wochen dunkel stellen. Wenn es fertig ist, in die Kopfhaut einmassieren, mit einem Handtuch umwickeln und für 40 bis 60 Minuten einwirken lassen. Danach das Haar wie gewohnt abwaschen. Diese Maske kann man einmal, bei starkem Haarausfall sogar zweimal in der Woche anwenden. Kräftigt das Haar, hilft gegen Haarausfall, macht das Haar voluminöser.

ÖLPACKUNGEN

Ich empfehle regelmäßige Ölpackungen. Öl nährt die Haarwurzel und wirkt beruhigend auf die Kopfhaut. Am besten sollte das Öl vorher auf Körpertemperatur angewärmt werden, dann wirkt es noch intensiver, weil es tiefer in das Haar und die Kopfhaut eindringt. Ölpackungen helfen sehr bei Schuppen und Haarausfall, sie nähren trockenes und regulieren fettiges Haar.

Sanft in die Kopfhaut und das Haar einmassieren und 20 bis 40 Minuten einwirken lassen. Je länger, desto besser.

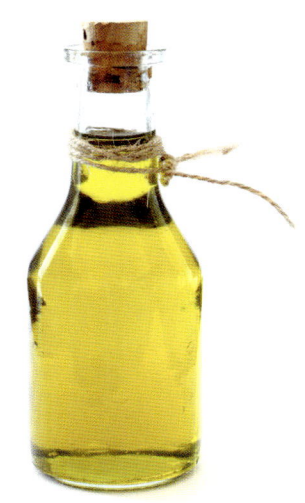

Auch über Nacht ist es empfehlenswert. Dann die Haare mit Shampoo waschen. Mit Lavaerde oder Nussshampoo geht es hier aber nicht! Ich nehme dafür ein gutes Naturshampoo, entweder von CulumNatura, Khadi oder Sidhu Spezialkosmetik. Es gibt bestimmt auch andere gute Hersteller. Beim Kauf eines Fertigshampoos immer auf die Zutaten schauen!

ÖLPACKUNG MIT AMLAÖL

Das ist ein indisches Öl. Du findest es in indischen Shops oder bei der Firma Khadi. Amla-Haaröl hilft sehr gut bei Ausfallen und Ergrauen der Haare. Es verleiht ihnen natürlichen Glanz und macht sie superweich, auch weil es sie mit wertvollen Vitaminen versorgt. Die Amlapflanze enthält konzentriertes Vitamin C und ist von daher ein sehr wirksames Antioxidans. Das Haar wird nach jeder Anwendung vor Haarausfall und schädlichen Umwelteinflüssen geschützt und von der Wurzel bis in die Spitzen gestärkt.

Amlaöl wird aus Amlakernen gewonnen. Diese sind schwarz, das Öl aber ist farblos und kann deshalb auch bei blondem Haar ohne Bedenken angewendet werden.

NEEMÖL

Hervorragend geeignet für strapaziertes, gesplisstes Haar und irritierte Kopfhaut! Ich kaufe Neemöl bei Dr. Hauschka. Hier sind wertvolle Pflanzenöle im Zusammenspiel mit der heilsamen Kraft von Neemblättern und Kamillenblüten. Das Produkt schenkt beanspruchtem Haar neue Vitalität und Geschmeidigkeit. Hochwertiges ätherisches Rosmarin- und pflegendes Weizenkeimöl unterstützen die Durchblutung der Kopfhaut. Das einzelne Haar kann gesund und kräftig nachwachsen. Das ist Intensivpflege für nachhaltig misshandeltes Haar: sei es durch Dauerwelle, Färbung, Styling, zuviel Sonne oder Salzwasser. Mit einem Wort, für beanspruchtes, strapaziertes und vorgeschädigtes Haar.

Es gibt von Dr. Hauschka noch zusätzlich Neem-Haarwasser, was ich ebenfalls sehr gut finde.

KOKOSÖL

Einfach wunderbar für beides: Haare und Kopfhaut. Es gleicht den PH-Wert aus und spendet die notwendige Feuchtigkeit. Hilft auch gut bei sprödem, stumpfem und glanzlosem Haar. Der natürliche Glanz und die gesunde Frische sind unübersehbar. Mit Kokosöl gepflegtes Haar sieht einfach sehr »stark« aus

ARGANÖL

Auch das reine Arganöl empfiehlt sich zur Pflege sowohl von Haar als auch Kopfhaut. Es hat einen sehr hohen Gehalt an Vitamin E, spendet Feuchtigkeit und wirkt durchblutungsfördernd. Wenn das Arganöl in die Kopfhaut einmassiert wird, fördert es die Durchblutung und beugt somit Haarausfall vor. Auch sehr wirkungsvoll bei Spliss und trockenem Haar, es verleiht Frische und Glanz, das Haar wird wieder geschmeidig und weich.

OLIVENÖL

Wirklich ein sehr gutes Hausmittel für die Haare! Dafür aber bitte nur kaltgepresstes Öl verwenden. Hilft sehr gut dem strapazierten, trockenen und spröden Haar. Durch eine Kur mit Olivenöl werden die Haare wieder geschmeidig, zart und glänzend. Wer unter gestresstem Haar leidet, sollte sich einmal pro Woche eine Olivenöl-Haarpackung gönnen.

MANDELÖL

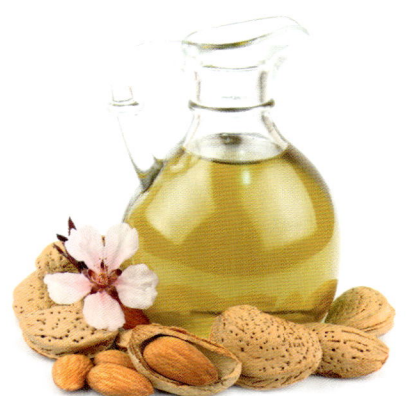

Mandelöl ist ausgezeichnet für beides: Haut und Haare. Beim Kauf sollte darauf geachtet werden, dass Öl von süßen Mandeln erworben wird, und auch, dass es kalt gepresst wurde. Das raffinierte Öl ist zwar günstiger, aber durch die Erhitzung werden wichtige Inhaltsstoffe zerstört. Das teurere, kalt gepresste Mandelöl aus biologischem Anbau enthält noch alle Vitamine und Mineralstoffe. Das Haar wird glänzend, auch kann Spliss bis zu einem gewissen Grad mit Mandelöl repariert werden. Und es fördert schnelles Wachstum des Haares.

KLETTENWURZELÖL

Klettenwurzelöl hilft wirksam gegen Schuppen und wirkt regulierend bei trockenem und fettigem Haar. Es kräftigt die Haarwurzel und beugt Haarausfall vor. Beim Kauf von Klettenwurzelöl achte bitte darauf, dass keine weiteren Bestandteile beigemischt sind. Ich habe in der Drogerie eine Haarkur mit Klettenwurzelöl gesehen, die Glycerin, Aromen und Farbstoffe enthielt. Das kann man dann wohl nur als Mogelpackung bezeichnen … Klettenwurzelöl ist besonders im russischen Raum beliebt und wird pur auf Haar und Kopfhaut aufgetragen, oft auch in Verbindung mit anderen Mitteln.

KLETTENWURZELÖL-ZWIEBEL-HAARPFLEGE

Diejenigen meiner Leser, die, wie ich, aus der ehemaligen Sowjetunion stammen, werden sich bestimmt daran erinnern – besonders an den charakteristischen, lang anhaltenden Geruch. Daher ist es gut, wenn man nach dieser Anwendung das Haar mit Zitronenwasser spült. Aber, es ist nun einmal so: Die Zwiebel ist ein geniales Pflegemittel für unser Haar, sie kräftigt es, macht es geschmeidig und hilft sogar wirksam bei Haarausfall. Zusammen mit Klettenwurzelöl ergibt sich ein vielseitiges Pflegemittel von intensiver Wirkung!

Nimm eine Zwiebel und presse daraus den Saft, mische ein zu eins mit Klettenwurzelöl und reibe es in die Kopfhaut ein. Dann ein Tuch über den Kopf wickeln und 40 Minuten oder auch länger einwirken lassen. Mit Shampoo waschen und mit Zitronenwasser abspülen. Dafür auf einen Liter Wasser den Saft einer halben Zitrone geben.

HAARSPRAY

Bereite einen kräftigen Tee, gib auf eine Tasse drei bis vier Esslöffel Zucker, lass ihn abkühlen und gieße die Flüssigkeit in einen Fein-Zerstäuber. Wie ein gewöhnliches Haarspray benutzen.

Calendulablätter

Lindenblüten

Zucker

HAARFESTIGER

Leinsamen macht das Haar fest. Einen Esslöffel Leinsamen mit ungefähr 250 Millilitern warmem Wasser übergießen, über Nacht ziehen lassen. Danach das Wasser abgießen und für die Haare benutzen. Die aufgeweichten Leinsamen kannst zum Kochen verwenden.

Nach der Haarwäsche bei der letzten Spülung das Leinsamen-Wasser benutzen und nicht mehr nachspülen. Das Haar wie gewohnt kämmen und in Form bringen. Wenn es trocknet, wird es steif und behält seine Form.

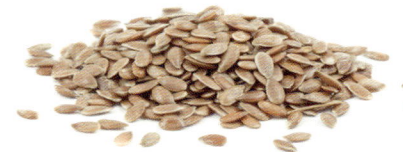

HAARE FÄRBEN

Seine Haare färben kann man mit Kräutern und Henna (erhältlich in Reformhäusern und Bioläden). Färben mit Pflanzenfarben pflegt und kräftigt das Haar.

Bei dunklen Haaren kann man auch Schwarzen Tee und Kaffee zum Spülen benutzen, oder man überbrüht die Pflanzenfarbe mit Schwarzem Tee oder Kaffee.

Meine Mama benutzt für ihre Haare immer Zwiebelschalen. Es verleiht nicht nur schöne Farbe und Glanz, sondern nährt die Kopfhaut und macht das Haar kräftiger.

Auch Färben mit Nussschalen ist toll, es gibt den Haaren einen kastanienbraunen Ton.

Man kann das Haar mit Säften spülen. Dunkles Haar mit Johannisbeer- und Heidelbeersaft, blondes mit Zitronen- oder Apfelsaft. Einfach ins Wasser, mit dem gespült wird, einen Schuss davon geben.

KOPFMASSAGE

Es tut einfach gut, sich hierfür die Zeit zu nehmen und sich damit ein bisschen zu verwöhnen! Eine Kopfmassage regt die Durchblutung an, sie steigert das Wohlgefühl – und bläst schwere, negative und unnötige Gedanken aus dem Kopf, wie eine frische Frühlingsbrise.

Lege deine Fingerkuppen auf die Kopfhaut, und schiebe und bewege deine Haut mit leichtem Druck. Beginne beim Haaransatz, dann weiter bis zum Nacken und von dort wieder zurück zum Haaransatz.

Anschließend ziehe an deinem Haar, aber nur leicht – gerade so, dass es auch angenehm ist. Und nun klopfe mit den Fingern sanft auf die Kopfhaut. Zum Schluss streichle deinen Kopf. Während der ganzen Massage schickst du deine besten und liebsten Gedanken an deine Kopfhaut und an dein Haar. Nähre und belebe sie mit Liebe, Dank und Wertschätzung.

MEDITATION FÜR SCHÖNE HAARE

Setze oder lege dich bequem hin, entspanne dich und beobachte deinen Atem. Lass deine Aufmerksamkeit zu deinem Haar fließen. Nimm es in gesamter Länge wahr, auch seine Verwurzelung in der Kopfhaut. Dein Haar und deine Kopfhaut sind ein Teil von dir, auch wenn du sie sehr oft nicht bewusst wahrnimmst. Jetzt aber sind sie nicht mehr von deinem Bewusstsein getrennt, du selbst BIST deine Haare und deine Kopfhaut. Alles in dir ist miteinander verbunden und ist EINS. Spüre diese Einheit. Dein physischer Körper ist von deinem göttlichen schöpferischen Geist durchdrungen und mit dem gesamten Universum verwoben. Nimm deutlich wahr, wie deine Haare dich wie

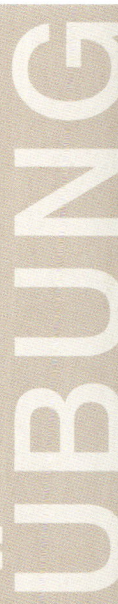

feine Antennen mit dem Universum verbinden. Sie verankern dich in der Unendlichkeit des Seins. Spüre, wie dein physischer Körper und dein Geist sich jetzt in die Ewigkeit hinaus ausdehnen.

Du bist ein schöpferisches Wesen, deine Vorstellungskraft hat eine enorme Wirkung auf deinen physischen Körper. Schau mit deinem inneren Blick auf dein prachtvolles Haar. Stell dir bildlich vor, dein Haar ist gesund und glänzend in seiner eigenen natürlichen Farbe. Versuche, es wirklich physisch zu spüren!

Nun atme dieses Bild und dieses Gefühl in dich ein, lass sie in deine Kopfhaut fließen, bringe das Bild und das Gefühl in deine Körperzellen hinein und fühle, wie dein ganzes Wesen sich darauf ausrichtet.

Bleibe in diese Energie, so lange wie es dir gut tut. Danach räkle und streck dich, und gähne herzhaft.

DURCH DIE KOPFHAUT ATMEN

Diese Technik ist dir bereits bekannt. Wir haben sie schon für das Gesicht und für den Körper als Ganzes verwendet.

Setze oder lege dich bequem hin. Schließe deine Augen und konzentriere dich auf deinen Körper und aufs Atmen. Spüre, wie du kühle Luft mit der Nase in dich aufsaugst und als warme Luft wieder nach draußen beförderst. Als nächstes stell dir vor, dass du jetzt durch deine Schilddrüse ein- und ausatmest, als ob in deinem Hals sich ebenfalls eine Nase befindet. Du nimmst wahr, wie beim Einatmen kühle Luft in deinen Hals hereinströmt und beim Ausatmen als warme Luft wieder hinaus. Verweile einige Momente bei dieser Empfindung. Nun stellst du dir vor, dass du mit deiner Kopfhaut einatmest, wie in jede ihrer Poren die kühle Luft einströmt und beim Ausatmen warm wieder hinausfließt. Du atmest nun mit deiner Kopfhaut und deinen Haaren ...

Übe so lange, wie es dir angenehm ist.

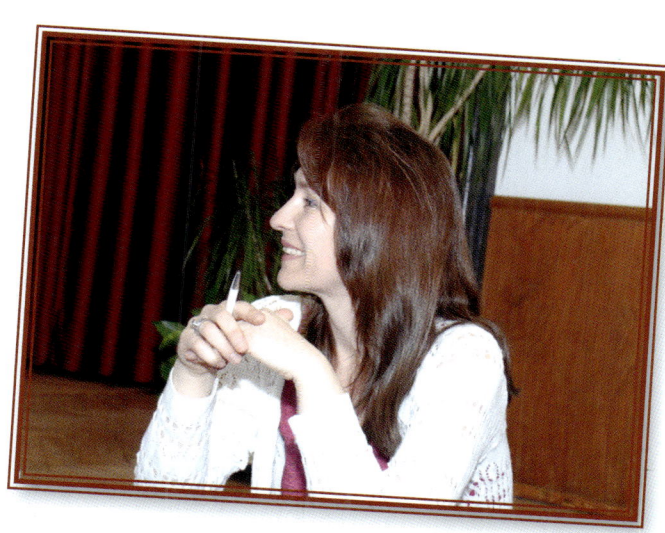

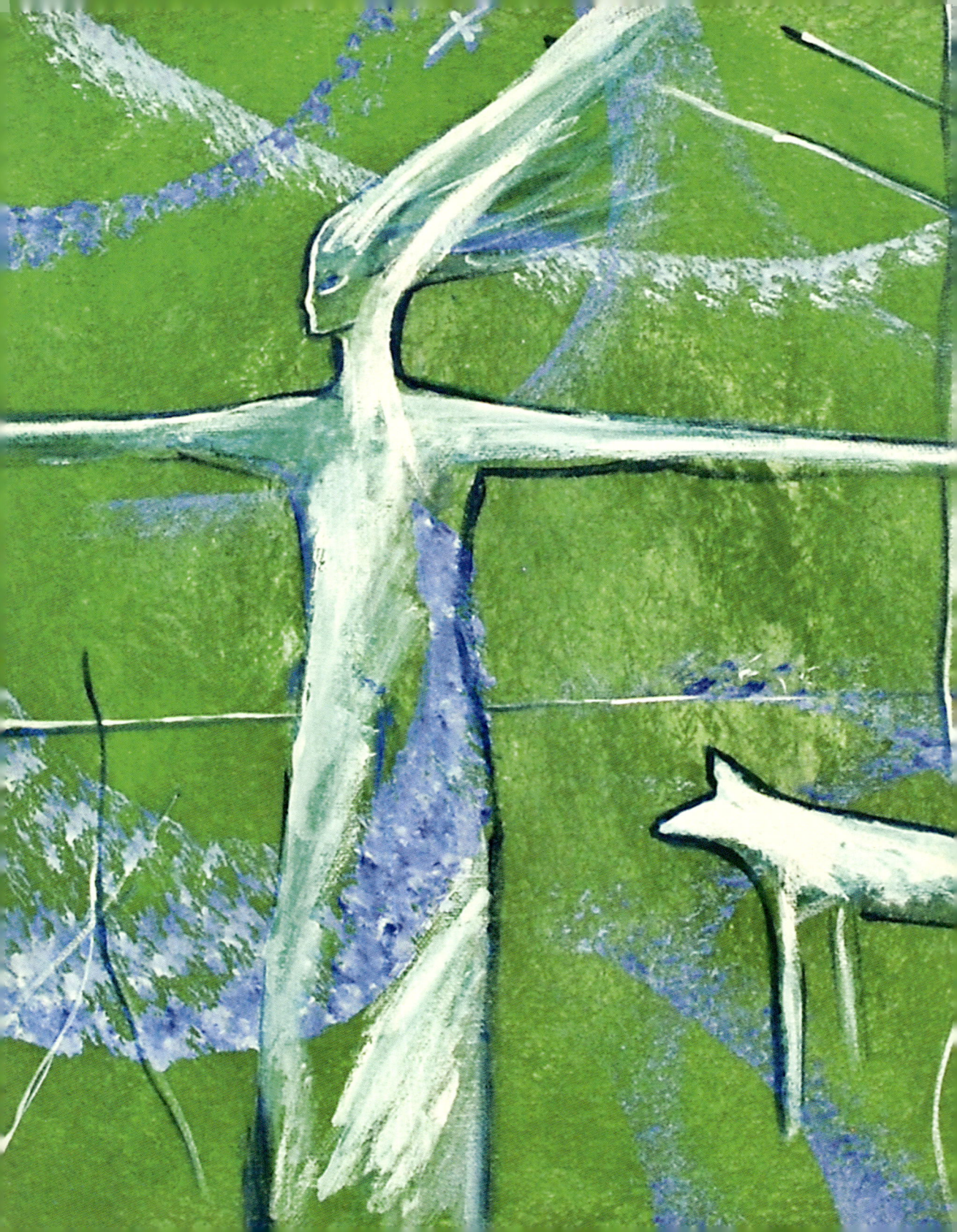

ERNÄHRUNG
FÜR DIE SCHÖNHEIT

»Du bist, was du isst!« – Ein altbekannter Satz, den ich nur unterstreichen kann. Aber auch ergänzen möchte: »Und so siehst du auch aus!« Denn Ernährung und Schönheit sind eins für mich.

Willst du frisch aussehen, dann iss frische und lebendige Nahrung! Und auch du kannst zu frischen und natürlichen Produkten greifen, zu echten Lebens-Mitteln. Direkt vom Öko-Bauern gekauft, ist das Naturbelassene sogar oft günstiger als konventionell angebaute Ware aus dem Supermarkt. Seien wir ehrlich: Es ist eigentlich nur unsere Bequemlichkeit, die uns daran hindert, uns weiterzuentwickeln. Auch auf diesem Gebiet.

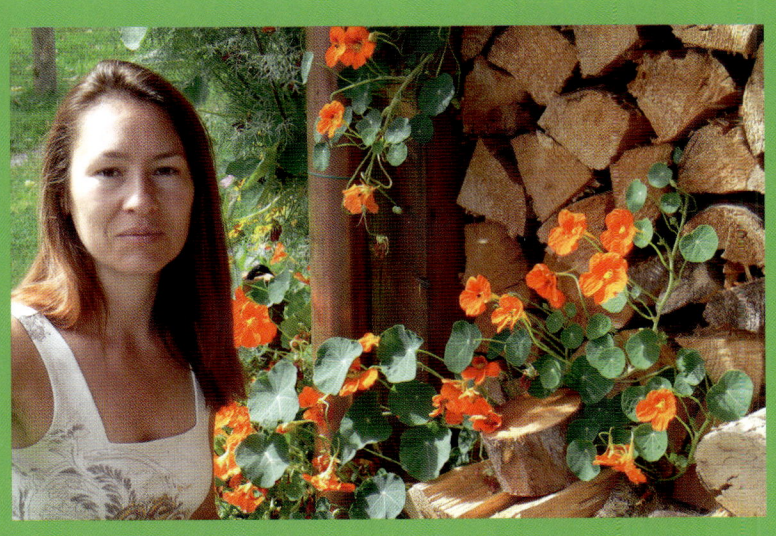

Die Natur umgibt uns, sie nährt und erhält uns. Was wir ihr an Zeit schenken, das gibt sie uns hundertfach an gutem Leben zurück.

Im Übrigen würde es mir nicht einfallen, ausgerechnet am Essen zu sparen. Ich bin bereit, im Rahmen meiner Möglichkeiten für gute Nahrung auch gutes Geld zu zahlen. Oder ich bezahle dafür in Form von Zeit, die ja eigentlich die wertvollste Währung ist, die uns zur Verfügung steht. Denn es stimmt natürlich: Ein Garten bedeutet auch Arbeit. Das ist aber keine Plackerei für mich und meinen Mann. Unser Garten versorgt uns nicht nur mit gesunder, vollwertiger Nahrung, wir leben ja auch in ihm und mit ihm. Und erfreuen uns an allem, was darin wächst, blüht und Früchte trägt. Was wir der Natur an Zeit schenken, das gibt sie uns hundertfach an gutem Leben zurück.

Schönheit ist immer ein Spiegel der Ganzheit. Und Ganzheit ist Natur. Wo etwas wächst und gedeiht, ist Leben. Und das ist schön. Immer wieder schließt sich der Kreis. Das hier sind unsere Kürbisse. Wie ihre großen Blätter sich so keck der Sonne entgegenrecken! Und diese gelben Riesenfrüchte, voll des prallen Lebens! Kürbis liebt Kompost, er holt seine Lebenskraft aus dem, was selbst nicht mehr wachsen kann. Das ist für mich Ganzheit, der Kreislauf des Lebens. Und ein perfektes Bild der Schönheit, die von innen kommt: Wo der Kreis des Lebens ungebrochen ist, entsteht Harmonie, und wo Harmonie ist, da leuchtet alles von innen her.

Jedes Jahr, viele Monate lang, liefert mir unser Garten das Gemüse, das Obst und die Kräuter für den täglichen Speisezettel. So kann ich sicher sein: Wir nehmen wirkliche Lebens-Mittel zu uns – sie nähren nicht nur unsere physischen, sondern auch unsere feinstofflichen Körper. Alles, was wir essen, gibt uns Lebensenergie. Oder es nimmt sie von uns, wenn wir uns nicht bewusst ernähren.

Ich ernähre mich rein vegan, damit wähle ich die Nahrung, die mir die beste Lebensenergie gibt. Das ist die

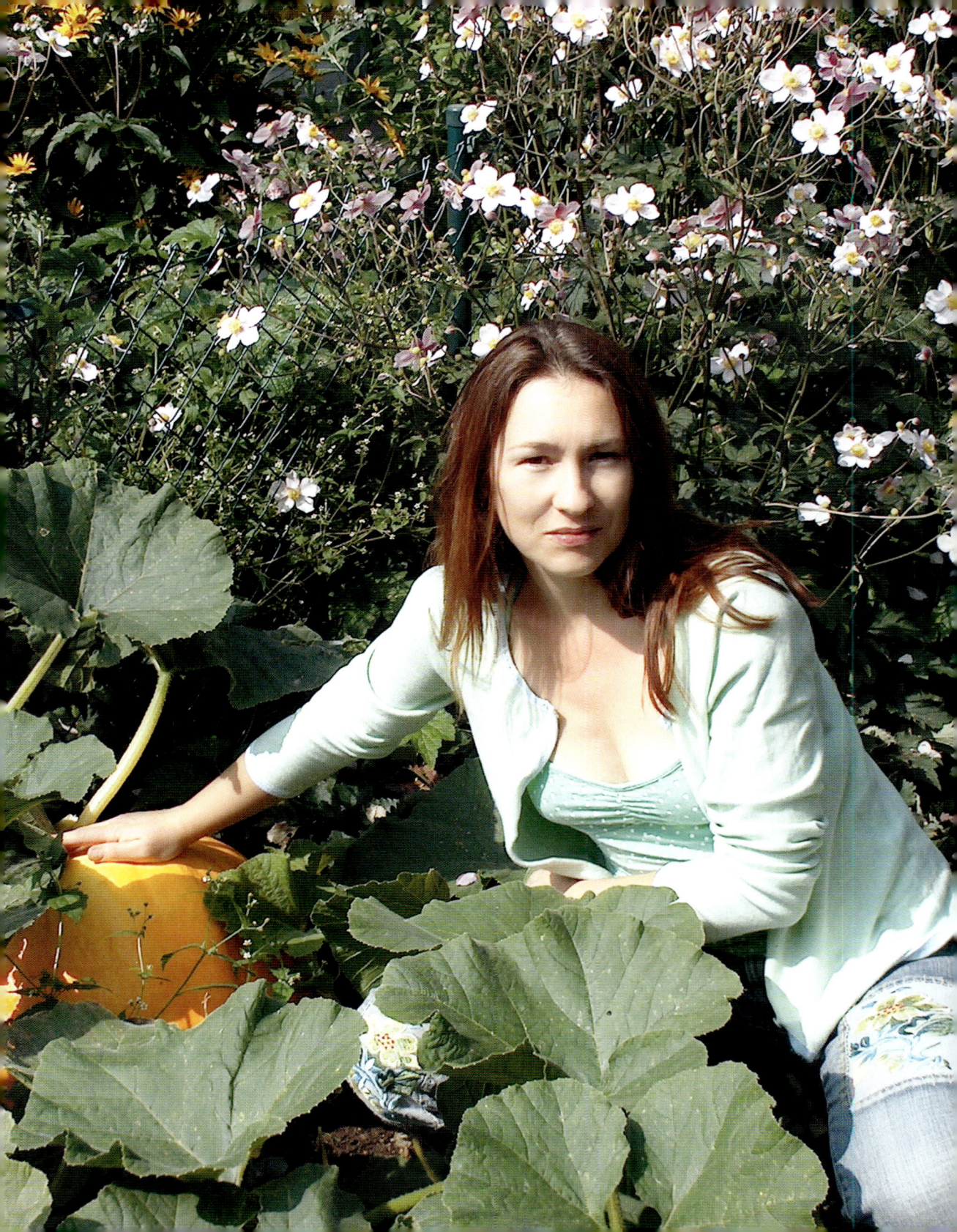

Ernährungsweise der fünften Dimension, die frei von Leid und Ausbeutung anderer Lebewesen ist. Tiere sind für mich keine Lebensmittel, es sind Geschöpfe Gottes wie wir selbst, und auch sie haben ein Recht auf ein freies Leben.

Ich nehme zu 80 Prozent, im Winter vielleicht etwas weniger, Rohkost zu mir. Natürlich gibt es auch wertvolle Lebensmittel, die gekocht werden sollten. Das sind Hülsenfrüchte, Kartoffeln und einige Arten von Getreide. Ich habe eine Zeitlang versucht, mich ausschließlich durch Rohkost zu ernähren, aber es war dabei oft viel Kampf und Widerstand in mir.

TIPP Wo Widerstand ist, kann keine Energie fließen. Wo Harmonie und Lebendigkeit sind, kommst du in deine eigene Kraft.

Ich habe mich damit angefreundet, was mein Körper und mein Herz mir sagen. So ernähre ich mich strikt vegan, aber ich bin keine Rohköstlerin. Und bin damit zufrieden, sehr sogar. Jeder muss seinem eigenen Ernährungsplan folgen. Und was da draufsteht, das sollte von innen her als richtig und passend für einen selbst empfunden und nicht von außen diktiert werden.

Täglich an erster Stelle stehen auf meinem Speiseplan die grünen Smoothies. Und frisch gepresste Säfte. Das sind meine beiden Top-Hits. Jeden Morgen fühle ich mich dazu eingeladen, bei den Zutaten auf das zu gehen, was aktuell wächst. Denn was gerade »im Saft steht«, enthält auch immer die größte Lebensenergie. Wenn also Löwenzahnzeit ist, dann gibt es bei mir jeden Tag einen Smoothie mit frisch gepressten Löwenzahnblättern.

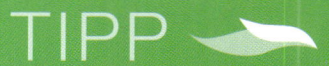

TIPP

Wenn du für deinen grünen Smoothie Äpfel und/oder Karotten als Basis nimmst, kannst du reichlich Löwenzahn dazugeben. Die süßen Früchte versöhnen die Geschmacksnerven mit den Bitterstoffen. Das schmeckt dann gar nicht mehr bitter. Sondern einfach nur wunderbar.

Ansonsten verwende ich den ganzen Sommer über die heimischen, traditionellen Gartenkräuter: Brennnessel, Spitzwegerich, Taubnessel, Gänseblümchen, Wiesenklee, Sauerampfer, Breitwegerich, Frauenmantel. Dir ist doch klar, dass diese Gewächse keinerlei Arbeit machen, sondern sich dir ganz von allein anbieten? Das gilt nicht zuletzt für die Brennnessel, diese völlig zu Unrecht als »Unkraut« gescholtene, ebenso gesunde wie wohlschmeckende Gabe aus Gottes Garten. Und da befindet sie sich ja in bester Gesellschaft, in trauter Nachbarschaft mit meinem Löwenzahn … Jedenfalls kommen bei mir beide zusammen mit Obst in Entsafter und Mixer hinein.

Zwei- bis dreimal in Monat führe ich reine Obsttage durch. Nicht, um mich auf irgendeinc äußeres Ziel zu verpflichten, Abnehmen etwa. Nein, ich merke ganz einfach, dass meine geistige Präsenz an diesen Tagen besonders stark ist und mein Körper leistungsfähig und schön. Auf dieses Gefühl möchte ich einfach nicht verzichten.

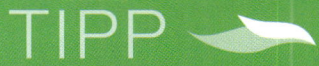

TIPP

Versuche es einmal in der Woche mit einem Obsttag, aber iss nichts mehr nach 17 Uhr, sonst wird es schwer in der Nacht. Unser Verdauungssystem arbeitet reibungslos bis etwa 17 Uhr im Winter und 18 Uhr im Sommer. Je nach persönlichen Biorhythmen vielleicht bis 19 Uhr. Dann ist Schluss, danach sollte man gar nichts mehr essen. Alles, was später gegessen wird, bleibt die Nacht über im Verdauungstrakt und gärt vor sich hin.

Ernährung für die Schönheit

Im Sommer empfehle ich Wassermelonen-Tage. An einem Tag in der Woche isst du nur Wassermelone, und wenn es dir zu schwer fällt, dann kannst du noch eine Schale Hirsebrei zu dir nehmen, mit etwas Salz und einem Löffel Kokosöl.

Am Abend ist gekochte Nahrung besser verträglich. Gekochte Nahrung dämpft unsere Sinne und macht müde. Das ist der Grund, warum so viele Menschen nach dem Mittagessen müde werden. Wenn das bei dir der Fall ist, dann versuche es mittags mit Rohkost.

Ich habe schon so einiges über Ernährung in meinen früheren Büchern geschrieben. Wenn es dich interessiert, informiere dich näher durch *Erneuere deine Zellen* und *Du bist die Quelle des Lebens.* Hier möchte ich dir jetzt ein paar Lebensmittel für die Schönheit vorstellen. Und dazu meine Lieblingsrezepte.

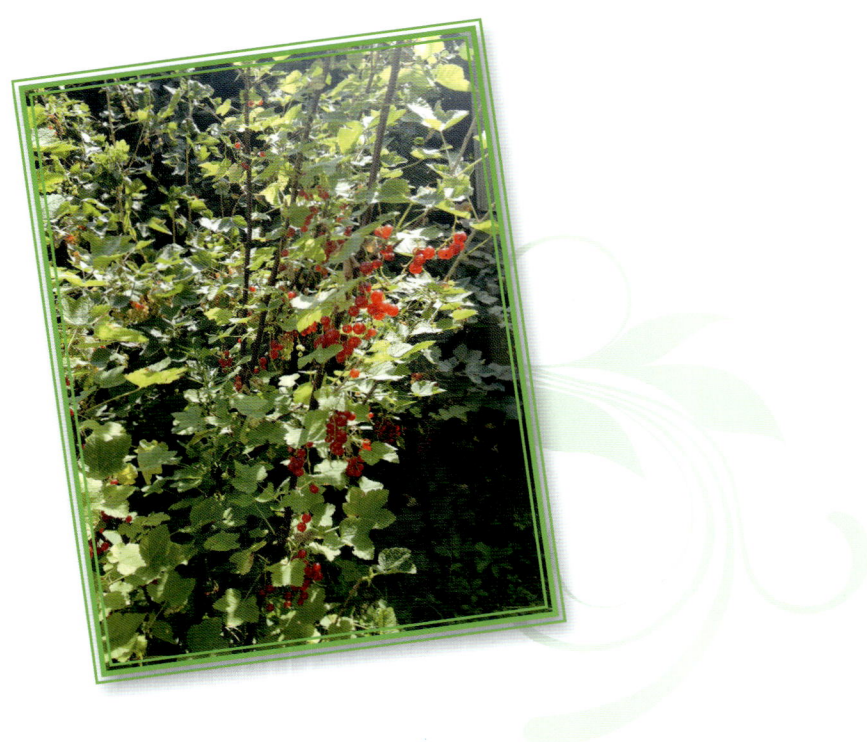

WAS FÜR DEINE SCHÖNHEITS-ERNÄHRUNG NICHT FEHLEN DARF

HIRSE: HERZHAFTER GENUSS UND SÜSSE VERFÜHRUNG

Hirse hat einen hohen Gehalt an essentiellen Aminosäuren, ungesättigten Fettsäuren, Mineralien, Spurenelementen und Vitaminen. Dieses schmackhafte Getreide gehört zu den stark basenbildenden Nahrungsmitteln, weil seine Mineralsalze den Säure-/Basenspiegel harmonisieren. Das wirkt sich ganz direkt auf dein Aussehen aus, besonders auf Haut, Haare und Nägel! Hirse enthält nämlich auch viel Kieselsäure, unterstützt dadurch die Bildung von Kollagen und Elastin und hilft somit gegen Falten, Cellulite und bei nachlassender Elastizität von Haut und Bindegewebe. Auch dem Haarausfall wirkt sie entgegen.

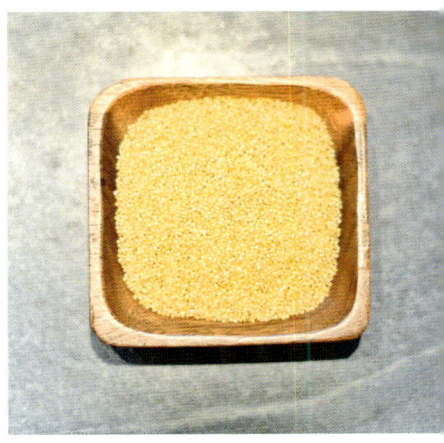

Ich empfehle mindestens einmal in der Woche Hirse zu essen, als Alternative zu Nudeln. Es ist nicht nur besser für Gesundheit und Aussehen, es schmeckt auch besser. Du kannst aus der Hirse Bratlinge machen und ihr Mehl zum Backen nehmen. Misch es einfach dem anderen Mehl bei, in dir selbst passend erscheinenden Anteilen.

Dass süßer Hirsebrei ein Klassiker im Märchen ist, hat seinen Grund sicher auch darin, dass er einfach märchenhaft schmeckt. Wobei die heutige Küche zum Süßen nicht nur auf Rosinen und Honig, sondern auch auf exotische Zutaten wie Kokos- oder Mandelmilch zurückgreifen kann.

BUCHWEIZEN: NIE WAR ER SO WERTVOLL WIE HEUTE

Buchweizen war früher in ganz Mittel- und Osteuropa ein sehr wichtiges Grundnahrungsmittel. Noch zu meiner Kindheit gehörte er zur traditionellen russischen Küche. Mutter hat ihn oft zubereitet, in verschiedensten Variationen.

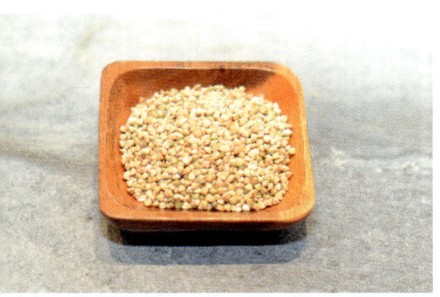

Mittlerweile kommt er bei mir wieder fast wöchentlich auf den Tisch. Aus gutem Grund. Zum einen ist Buchweizen reich an Kieselsäure und Eisen: kein Zufall also wohl, dass weiße Flecken auf den Fingernägeln und gesplisstes Haar bei den Menschen in meiner alten Heimat so gut wie unbekannt waren. Zum anderen fördert dieses gut verträgliche Nahrungsmittel die Bildung des Hormons Melatonin, das für einen guten Schlaf unabdingbar ist.

Keine Angst, Buchweizen macht nicht müde! Ich möchte damit keineswegs dem sogenannten Schönheitsschlaf das Wort reden, denn zu lange schlafen ist nicht unbedingt ein Weg zu gutem Aussehen. Jeder weiß doch, was ein »guter« Schlaf ist. Und genau dafür sorgt das Melatonin, das ja nicht schlapp macht, sondern die inneren Regelkreise des Organismus während des Schlafens so einstellt, dass man sich wirklich erholt und sich nicht ständig hin und her wälzen muss.

Noch ein Vorteil von Buchweizen: Er ist glutenfrei, was Allergiker besonders freuen wird. In der Küche ist er sehr vielseitig, ein Klassiker sind auch hier die Bratlinge, mit untergemischten Kräutern und Gewürzen. Natürlich kann man damit auch backen – mit dem Mehl wird ebenso verfahren wie bei der Hirse: einfach zum üblichen Mehl dazumischen.

FLOHSAMENSCHALEN: DARÜBER LACHEN HÖCHSTENS DIE HÜHNER

»Gesunder Darm – gesunde Haut!« – Eine weitere Volksweisheit, die wir beachten sollten. Denn was der Darm nicht schafft, an Überflüssigem und Giftigem aus dem Körper auszuleiten, dafür ist letztlich die Haut als Ausscheidungsorgan da. Es ist eine traurige Tatsache, dass der heutige Mensch sehr viel dafür tut, dass sein Darm nur noch sehr wenig für ihn tut! Das beginnt beim Mangel an Bewegung und endet bei einer Ernährung, die sowohl der Verstopfung als auch dem Durchfall Vorschub leistet. Da helfen Ballaststoffe, also unverdauliche Nahrungsbestandteile, wie sie in bestimmten Pflanzen in besonders hohen Anteilen vorkommen. Zum Beispiel in Indischen Flohsamenschalen.

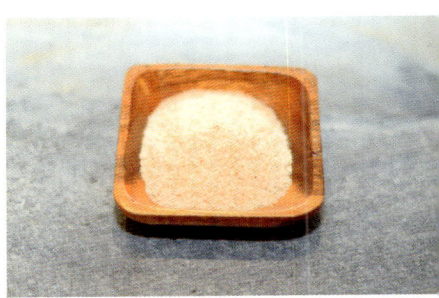

Das ist ein lustiger Name, nicht wahr? Ich habe bisher nicht herausgefunden, woher er stammt. Gemeint sind die Samenschalen einer Wegerich-Art, die vor allem in Indien und Pakistan angebaut wird. Flohsamenschalen haben wahrlich eine segensreiche Wirkung auf die Verdauung. Ihre Ballaststoffe sind besonders leistungsfähig. Sie sind in der Lage, das 50fache(!) ihres eigenen Volumens an Wasser zu binden. Und nun wird's nicht lustig, sondern interessant, aber du solltest daran denken, dass es eine völlig natürliche Sache ist und dass es um nichts weniger geht als um deine Gesundheit und um dein Aussehen:

Befinden sich die Flohsamenschalen im Darm, wird durch ihre Wasserbindungsfähigkeit die Stuhlmenge deutlich vermehrt. Das macht Druck auf die Darmwand und regt den Kontraktionsreflex des Darms (Peristaltik) an. Dein Darm wacht auf – der Stuhl wird in Richtung Ausgang befördert! Gleichzeitig bleibt das aufgenommene Wasser aber länger

Ernährung für die Schönheit

im Darm als sonst. Und das erklärt wiederum, warum die Indischen Flohsamenschalen nicht nur der Verstopfung, sondern auch dem Durchfall abhelfen. Genial, oder?

Ich gebe gern ein bis zwei Teelöffel Flohsamenschalen in meine grünen Smoothies. Du kannst sie aber auch in Müsli, Saft oder einfach in ein Glas Wasser einrühren. Also, es lohnt sich, diese wunderbare Gabe der Natur mit dem lustigen Namen in den täglichen Ernährungsplan einzubauen. Darüber lachen können wirklich nur die Hühner …

GERSTENGRAS: UNSCHEINBAR, ABER OHO!

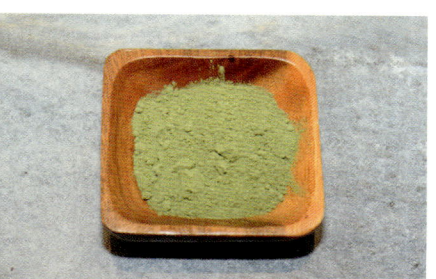

Über die Wichtigkeit eines ausgewogenen Säure-/Basenverhältnisses für Haare, Haut und Nägel haben wir bereits gesprochen. Bei den meisten Menschen ist der Organismus übersäuert, ein unvermeidliches Resultat der heutigen Ernährungsweise, die auf industriell hergestellte Nahrungsmittel setzt. Ein Ausgleich muss durch echte Lebens-Mittel herbeigeführt werden. Gerstengras ist eines davon. Und ein besonders wichtiges, denn es ist hochbasisch.

Zudem zeichnet es sich durch eine beeindruckende Nährstoffdichte aus: Kalium, Eisen, Calcium, Vitamin C, Chlorophyll, Magnesium, Zink, Natrium, Phosphor, Schwefel, Kupfer und Chlor – all diese Stoffe kommen darin vor. In natürlicher Form haben sie ihren guten Sinn als Bestandteile deiner Nahrung, auch wenn du einem Teil davon in der Umwelt als (künstlich erzeugten und übermäßig eingesetzten) Schadstoffen begegnest. Nicht zuletzt enthält das Gerstengras einen hohen Anteil an den verdauungsfreundlichen Ballaststoffen.

Diese Pflanze kannst du entweder selbst anbauen (auch im Blumentopf) oder dir ihre Wirkstoffe in Form von Pulver, Kapseln oder Tabletten einverleiben. Ich bevorzuge natürlich ersteres. So habe ich mein Gerstengras immer frisch auf dem Tisch – und das ist doch immer das Beste! Die Saatkörner gibt es in Reformhaus und Bioladen. Wer sie sät, kann dreimal im Jahr ernten. Einfach die benötigte Menge mit der Schere abschneiden und es wächst wieder nach (von daher: »Gras«).

Besonders zur Winterzeit esse ich Gerstengras, weil es dann nicht so viel anderes frisches Grün mit dieser Bandbreite an wertvollen Elementen gibt. Das Pulver nehme ich ein, wenn ich unterwegs bin. In einem Glas Wasser aufgelöst ergibt es einen wohlschmeckenden Energy-Drink!

WER HAT DIE KOKOSNUSS? ALLE, DIE SICH NICHT IHRE GESUNDHEIT KLAUEN LASSEN WOLLEN

Die exotische Kokosnuss ist eine unglaublich vielseitige Lieferantin schmackhafter Zutaten für die Schönheitsküche.

Fangen wir bei ihrer »Milch« an: Sie schmeckt und riecht einfach köstlich! Könnte man sich eine bessere Alternative zur Kuhmilch denken? Ich glaube nicht.

Dann ihr »Fleisch«: Getrocknet und zu feinem Pulver vermahlen, ist es einwandfrei statt des herkömmlichen Mehls zu verwenden. Großer Vorteil dabei: Kokosmehl ist glutenfrei. Dazu reich an Ballaststoffen und hochwertigem Eiweiß. Zu guter Letzt enthält es auch noch Mineralien und Spurenelemente.

Weiter geht's mit dem »Fett«: Es hat in der heißen Küche einen entscheidenden Vorteil: Auch wenn es stark erhitzt wird, entstehen keine gefährlichen Transfettsäuren. Kokosfett eignet sich also ideal zum Kochen, Braten und Backen.

Weiter mit dem »Wasser« dieser erstaunlichen Frucht: Geschützt durch die harte Schale der Kokosnuss, eingebettet in eine dicke Schicht Nährgewebe, entwickelt es unter tropischer Sonne eine Zusammensetzung, die tatsächlich unserem Blutplasma ähnelt! Damit ist Kokoswasser ein hervorragendes Elektrolytgetränk – und einfach urgesund.

Zu guter Letzt, das »Öl«, im Grunde der geschmolzene Zustand des Kokosfetts: Wie dieses ist es zum Braten, Backen und Frittieren verwendbar, und es hat darüberhinaus noch einen gesundheitlichen Nutzen, indem es gegen Pilze im Körper wirkt. In diesem Falle schadet es nicht, täglich einen Esslöffel Kokosöl zu sich zu nehmen. Außerdem hat es, wie wir gesehen haben, seine Vorteile bei der Hautpflege.

Ist die Vielseitigkeit der Kokosnuss etwa nicht beeindruckend? Eine ganz tolle Frucht – kein Wunder, dass sie von den Affen in dem berühmten Kinderlied immer geklaut wird … Bei mir kommt sie nicht nur in meine selbstgemachte Kosmetik, sie ist auch ein fester Bestandteil meiner »Schönheitsküche«. Sie ist mir so wichtig, dass ich bei ihr ganz bewusst eine Ausnahme zu meinem Prinzip mache, möglichst nur regionale Produkte einzukaufen.

DIE GUTE ALTE KAROTTE: UNAUSROTTBAR URGESUND

Als Kinder wurden wir damit vollgestopft – aber wohl dem, der auch im Erwachsenenalter nicht von ihr gelassen hat! Er nimmt damit ein gesundes Stück Natur zu sich, das es geschafft hat, sogar in der Normalküche zu überleben. Die schlanke Möhre reift in der Dunkelheit der Erde, und vielleicht ist es ja ihre stille Sehnsucht, das Licht der Sonne zu erblicken: Jedenfalls entwickelt sie eine bedeutende Menge an Vitamin A, das die Sehfähigkeit unterstützt – wohl nicht ihre eigene, aber gewiss die unsere. Dazu noch, was weniger bekannt ist, die Funktionen von Haut und Schleimhäuten.

Die Karotten-Paradedisziplin aber ist die Herstellung von Betacarotin, und davon enthält ihre hellrote Wurzel so viel, dass dieser Stoff, der ja auch in anderen Gemüsearten vorkommt, sogar seinen Namen von ihr bekommen hat. Betacarotin ist fettlöslich, weshalb man immer ein kleines Bisschen Öl seinen Möhren zugeben sollte, damit wir diesen kostbaren Stoff besser aufnehmen können. Und wenn wir die Möhre oft genug verspeisen, werden wir die Sache mit dem Öl auch nicht vergessen, denn Betacarotin fördert unter anderem die Regeneration unserer Gehirnzellen. Das ist aber nicht alles: Schleimhäute und Haut profitieren ebenfalls davon, womit sie das Vitamin A trefflich ergänzen. Nicht zu vergessen: Karotten haben einen hohen Flüssigkeits- und Pflanzenölanteil, was gegen Verstopfung hilft.

Iss also weiter Karotten, so viel du magst: ob roh, gekocht oder als frisch gepressten Saft! Ihre Unverwüstlichkeit beweist die Karotte auch beim Selbstanbau. Sie ist sicher eine der »dankbarsten« Pflanzen im heimischen Garten. Was nicht jeder weiß: Auch ihr Grün ist gesund

und schmackhaft. Ich mache daraus gern Saft, mische ein paar Äpfel und ein kleines Stück Ingwer hinein. Sehr erfrischend und fruchtig!

KÜRBIS: POWERPAKET AUS DEN VEREINTEN KRÄFTEN VON SONNE UND ERDE

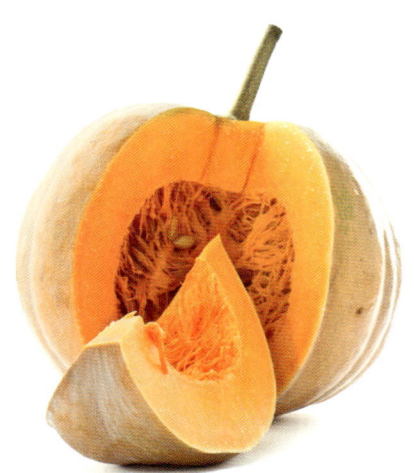

Kürbisse sind total unkomplizierte Gewächse, obwohl sie so groß, ja geradezu imposant werden können. Sie haben so viel Sommer in sich, dass man sie auch sehr gut für den Verzehr Winter im einlagern kann. Durch einen hohen Kaliumgehalt regt Kürbis die Nieren- und Blasentätigkeit an – und wenn diese beiden Organe zusammen mit deinem Darm gut funktionieren, dann kannst du das Thema »Entgiftung über die Haut« schon gleich ganz abhaken. Pickel, Mitesser und ihre ganze wenig attraktive Verwandtschaft werden sich nicht mehr so leicht als ungebetene Gäste in deinen Poren einfinden. Außerdem ist der prallgesunde Kürbis reich an Vitaminen, sehr gut für die Augen und den allgemeinen Stoffwechsel von Haut und Schleimhäuten.

ROTE BETE: FÜR GUTES BLUT UND GEGEN STRESS

Wer schon mal das russische Nationalgericht – Borschtsch – gelöffelt hat, der weiß: Rote Bete gehört zur traditionellen russischen Küche wie heiße Sommer und eiskalte Winter zum dortigen Klima. Obwohl zum echten Borschtsch natürlich noch viele andere Zutaten gehören, so verleiht dieses Gemüse ihm doch die charakteristische rote Farbe.

Der äußere Eindruck täuscht nicht: Rote Beten sind tatsächlich eine große Hilfe für den Körper bei der Bildung der roten Blutzellen. Stecken in ihnen doch das dafür nötige Eisen und die ebenso wichtige Folsäure. Zudem sind sie reich an Vitaminen, Kalium, Magnesium, Kalzium, Phosphor, Jod, Mangan und Kupfer: das alles wirkt antibakteriell, verbessert die Zellfunktion – und es stärkt das Immunsystem, was angesichts des extremen Klimas in meiner alten Heimat natürlich besonders geschätzt wurde. An genau diesem Effekt sollte der mitteleuropäische Mensch ebenso interessiert sein, auch wenn sein Immunsystem weniger vom Wetter herausgefordert wird als vom allgegenwärtigen Stress.

Ob roh, gekocht oder als Saft, man sollte deshalb mindestens einmal in der Woche Rote Bete essen. Und wiederum kann man sogar die Blätter verwenden – sie schmecken fruchtig-herzhaft und gehören eigentlich in jeden Salat. Oder eben in deine Smoothies.

TOMATE: BRINGT FARBE INS BLASSE GESICHT

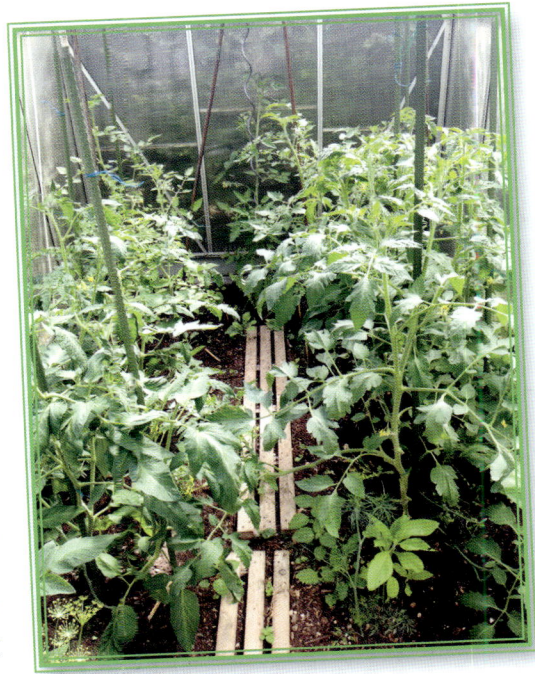

Wir haben sie bereits ausführlich als Rohstoff für selbstgemachte Kosmetik kennengelernt. Dass sie mittlerweile praktisch überall auf den Teller kommt, ist eine der (nicht sehr zahlreichen) positiven Seiten der allgemein üblichen Ernährungsweise.

In dieser Frucht stecken die Vitamine A, B1, C, E und Niacin. Darüberhinaus enthält sie wichtige Mineralstoffe wie Kalium, Magnesium und Calcium. Tomaten haben auch viel Lycopin, was uns wieder zum Thema der Gesunderhaltung unserer Haut führt. Du weißt ja, ich bin nicht so für exzessives Sonnenbaden. Aber Sonne ist nun mal etwas Wunderbares, und wer es genießt oder nicht umhin kann, als viel in der Sonne zu sein, der sollte wissen, dass Lycopin eine entscheidende Rolle bei der Lichtabsorption der Haut spielt.

Besonders im Sommer sollte man also reichlich Tomaten essen, denn sie schützen innerhalb gewisser Grenzen die Haut gegen Sonnenbrand. Doch täusche dich nicht: Wenn du dich auf die Landwirtschaftsindustrie verlässt und Treibhausware kaufst, entgeht dir nicht nur weitgehend der herrlich fruchtig-säuerliche Geschmack, sondern auch der erwünschte gesundheitliche Nutzen. Also nur sonnengereifte Tomaten kaufen – oder, noch besser, sie selbst anpflanzen und großziehen. Das ist gar nicht so schwierig, es gelingt sogar auf dem Balkon in einem größeren Blumentopf oder -kasten.

Ich verrate dir etwas: Selbst mein Lektor hat das geschafft, und der ist nun wirklich kein »Landei«. Umso wohler wird es ihm tun, wenn mal etwas Farbe in sein blasses Gesicht kommt. Das funktioniert ja auch von innen her, jedenfalls der alten Volksmedizin zufolge, nämlich indem man viele Tomaten isst. Wenn das tatsächlich stimmt, dann liegt es sicher am Lycopin.

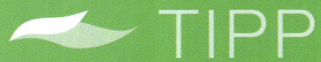

TIPP Man sollte rohe Tomaten nur im Sommer essen, solange sie auch bei uns wachsen und in der Sonne reifen können. Im Winter besser Wintergemüse verzehren!

LINSEN IN ALLEN VARIATIONEN: ZEIT FÜR EIN KULINARISCHES REVIVAL

Linsen sind wahrhaftige Nährstoff»bomben«, im positiven Sinne. Wie nahrhaft – und auch wohlschmeckend – wusste man schon in biblischer Zeit. Sonst würde uns im Alten Testament wohl nicht erzählt werden, dass Isaaks Sohn

Esau sein Erstgeburtsrecht gegen ein Linsengericht eintauschte. Als er mit einem Heißhunger von der Feldarbeit nach Hause kam, wurde es ihm von seinem listigen jüngeren Bruder Jakob duftend und heiß vor die Nase gesetzt. Kosten durfte der gestresste und gierige Esau aber nur unter einer Bedingung: siehe oben.

Heute arbeiten alle irgendwie schwer, und meistens nicht mal an der frischen Luft. Ob sie das so heißhungrig auf Fleisch und andere Genussmittel macht? Dabei hat die Linse nun wirklich nichts von ihrem Wohlgeschmack und ihrer Nahrhaftigkeit eingebüßt. Zeit für ihr Revival in der Ernährung der fünften Dimension!

Linsen haben einen überdurchschnittlich hohen Gehalt an Kohlehydraten, pflanzlichem Eiweiß, Zink, Kalium und Magnesium sowie Phosphor, Kalzium und Kupfer. Nicht nur außergewöhnlich nahrhaft, sondern auch noch außergewöhnlich gesund also, die Linse: unter anderem im Hinblick auf Muskelfunktion, Blutgerinnung und Immunstärke.

Und jetzt kommen wir zum Thema Schönheit: Linsen machen nicht nur satt (viel Eiweiß und Kohlehydrate), sie halten auch noch schlank, denn sie haben trotzdem nur sehr wenig Fett in sich, nämlich etwa zwei bis drei Gramm pro 100 Gramm.

Bringe Linsen mindestens einmal in der Woche auf den Tisch! Bis aufs Dessert kannst du mit ihnen jeden Gang jeder beliebigen Speisenfolge bestreiten: als Salat, als Suppe, als Beilage oder als Hauptgericht. Dass ich es nicht vergesse: Zu einer gewürzten Paste verarbeitet, auch als Brotaufstrich. Bei Kindern ein Hit!

GRAPEFRUIT: DETOX- UND SCHLANKHEITSFRUCHT

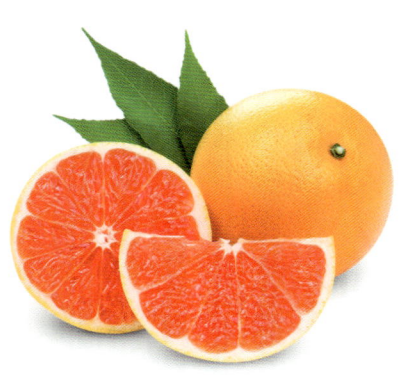

Die äußerst vitaminreiche Zitrusfrucht ist als Hilfe beim Abnehmen sehr beliebt, da sie als »Kalorienkiller« gilt. Auf alle Fälle wirkt sie entwässernd und entgiftend. Dieser Effekt wird von ihren Bitterstoffen besorgt, die auf unser Detox-Organ Nummer eins – die Leber – positiv wirken. Eine mittelgroße Grapefruit deckt übrigens bereits den Tagesbedarf an Vitamin C und rund ein Drittel des Tagesbedarfs an Vitamin A. Besonders im Winter sollte man diese Frucht nicht nur für Gesichtsmasken (siehe dazugehöriges Kapitel) gebrauchen, sondern sie auch essen.

ZITRONE: NICHT NUR DAS INNERE, SONDERN AUCH DAS ÄUSSERE TUT WOHL

Die beliebteste Zitrusfrucht – sie hat dieser Pflanzengattung nicht umsonst ihren Namen gegeben – ist ein wahres Wundermittel mit vielen guten Eigenschaften. Vor allem ist sie voller Vitamine und Mineralstoffe und bietet damit genau das, was unser Körper braucht, um starke Abwehrkräfte zu bilden. Es steckt nicht zuletzt auch in ihrer Schale, die allerdings leider meist weggeworfen wird.

MEERRETTICH: SCHMECKT FEURIG UND BEISST BAKTERIEN WEG

Meerrettich ist ein natürliches Antibiotikum. Es enthält Senföle, fördert von daher die Durchblutung der Haut und wirkt von innen her desinfizierend. Man sollte ihn immer frisch verwenden.

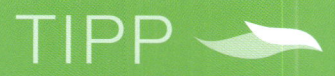

TIPP

Meerrettich und Rote Bete: Diese beiden gehen gut miteinander. Rot und Weiß, das sieht schön aus und schmeckt lecker.

WASSER: LEBENSSPENDER PAR EXCELLENCE

Sicher ist klares, sauberes Wasser unser allerwichtigstes Lebens-Mittel – nur die Luft haben wir noch dringender nötig. Aber Wasser ist nicht gleich Wasser. Seine natürlichste und lebendigste Form ist unser Körperwasser. Die Natur hat dafür gesorgt, dass ihm Quellwasser am nächsten kommt. Quellwasser ist lebendiges, strukturiertes Wasser. Wer in seiner Nähe eine Quelle hat, die noch sauberes, reines Wasser liefert, der kann sich glücklich schätzen. Wer sich sein Trinkwasser im Getränkemarkt kauft, sollte zu Glasflaschen greifen. Die heute üblichen PET-Flaschen sind zwar »lebensmittelrechtlich unbedenklich«, aber das reicht mir nicht. Das Wasser in ihnen ist energetisch »tot«. Übrigens: Kohlensäure im Wasser ist unnatürlich, kein Tier würde so etwas trinken. Es macht dick und übersäuert den Körper.

Leitungswasser ist unstrukturiertes Wasser, es ist aufgeladen mit chemischen und mechanischen Energien und Informationen, die es zum Träger krankmachender statt heilender Energien degenerieren lassen. Natürlich kommen wir nicht ohne es aus, schon gar nicht beim Kochen. Leitungswasser kann aber mit Filtern und haushaltsüblicher Aufbereitungstechnik verbessert werden. Informiere dich, teste aus und entscheide dich so, wie es deinen Bedürfnissen und Möglichkeiten entspricht.

WAS DU BESSER NICHT ZU DIR NIMMST

Wenn du wirklich schön und gesund sein möchtest, dann streiche für immer Alkohol und Zigaretten aus deinem Leben. Aber auch andere schädliche Genussmittel wie Zucker und Koffein. Der Aufguss aus der Teepflanze (»Schwarzer«, »Brauner« und »Grüner« Tee) sowie Kaffee sollten nicht getrunken, sondern nur äußerlich angewendet werden. Ich würde sagen, dafür sind sie von Natur aus vorgesehen.

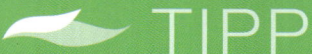

TIPP Verzichte auch auf Fertignahrung – sie ist leblos und nährt dich nicht so, wie du es nötig und verdient hast.

NÄHRE AUCH DEINEN GEIST!

Gutes Essen nährt nicht nur den Körper, sondern darüberhinaus den Geist. Das ist nicht nur eine Frage der Zutaten. Wenn du bei der Zubereitung, ja schon beim Ernten und – warum nicht? – sogar beim Einkaufen gute Gefühle gegenüber dem hegst, was dich nähren soll, dann wird dir dein Essen nicht nur besser schmecken. Es bekommt dadurch auch mehr Lebensenergie!

Dein Bewusstsein ist eine zwar unsichtbare, aber sehr wichtige Zutat bei allen Rezepten. Sie lagert in keinem Schrank und in keiner Schublade und ist doch allgegenwärtig. Glaub mir: Wenn du kochst, dann werden deine Gedanken und Gefühle »mitgekocht«. Gibst du lichtvolle Gedanken und schöne Gefühle hinzu, so wird dein Essen wie eine besondere Medizin wirken, die deine Gesundheit und Schönheit fördert.

Schalte beim Kochen Radio und Fernsehen ab. Lies auch nicht beim Essen. Unterhalte dich mit deinen Tischnachbarn fröhlich und freundlich. Vergiss nie, dass Essen eine heilige Handlung ist. Mit einem Wort: Iss bewusst.

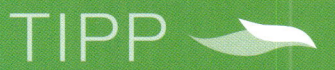

LECKERE REZEPTE AUS MEINER »SCHÖNHEITSKÜCHE«

Ich hoffe, diese Rezepte werden der Startschuss auf dem Weg zu deiner eigenen Schönheitsküche sein. Ich selbst koche niemals strikt nach Rezept, aber ich lasse mich gern und oft von Kochbüchern oder auch den Tipps meiner Freundinnen inspirieren. Wer selbst kreativ sein und eigene Ideen entwickeln will, sollte sich immer wieder umhören und von geistes- und seelenverwandten Menschen anregen lassen.

In diesem Sinne: Bring deine eigenen Tricks und Methoden unbedingt mit ein – alles, was du hier erfährst, kannst du nach eigenem Geschmack ausbauen und verfeinern.

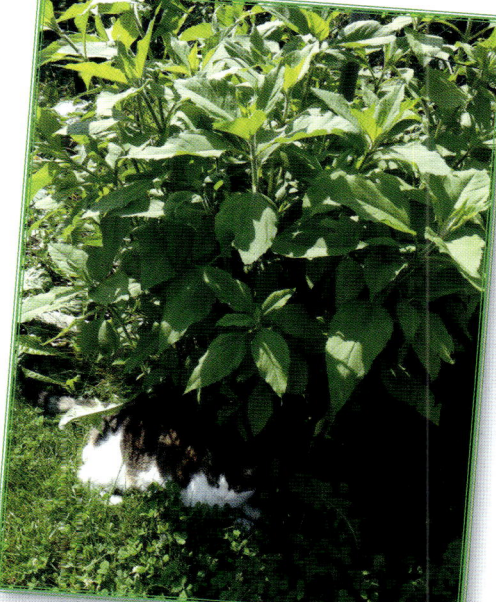

MUNTER UND GESUND
MIT ROHKOST

ENERGIEVOLLES FRÜHSTÜCK MIT RADIESCHEN-SMOOTHIE

1 Handvoll Radieschenblätter

1 Blatt von frischer Pfefferminze

1 Banane

1 Apfel

100 ml Wasser

2 getrocknete Datteln ohne Kern

Alles in den Mixer geben und gut durchmischen. Und fertig! Das Grün der Radieschen ist sehr gesund – viel zu schade, um es wegzuwerfen, vor allem, wenn es aus deinem Garten kommt. Auch das Blattgrün enthält Senföl, das für den charakteristisch leichten und dabei scharfen Geschmack des Radieschens verantwortlich ist und auch noch antibakteriell wirkt. Die Blätter sind sogar noch nährstoffreicher als die Knollen.

DER GUTE-LAUNE-MACHER: ANANAS-SMOOTHIE

1 Handvoll Brennnessel- oder Breitwegerichblätter

1 Blatt von frischer Zitronenmelisse

Ein paar Blätter vom Johannisbeerstrauch

1 Banane

½ Ananas

Circa 100 ml Wasser (nach Geschmack)

1 TL Indische Flohsamenschalen

Alles im Mixer gut miteinander vermischen. Wenn du dickflüssige Smoothies magst, entsprechen wenig Wasser dazugeben. Beim Trinken denke daran, wie es jetzt deine Zellen nährt und verjüngt. Stelle dir vor, wie es auch deine Haare kräftigt und deine ganze Schönheit mehrt.

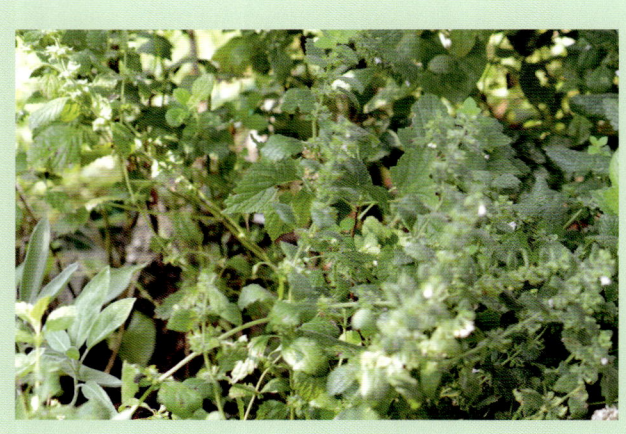

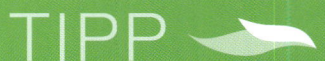 TIPP

Bitte keine Angst davor haben, die Brennnessel anzufassen! Du musst nur wissen, wie: nämlich von unten her, nicht von oben. Dann »brennt« sie auch nicht. So kannst du sie problemlos pflücken und auch beim Verarbeiten anfassen.

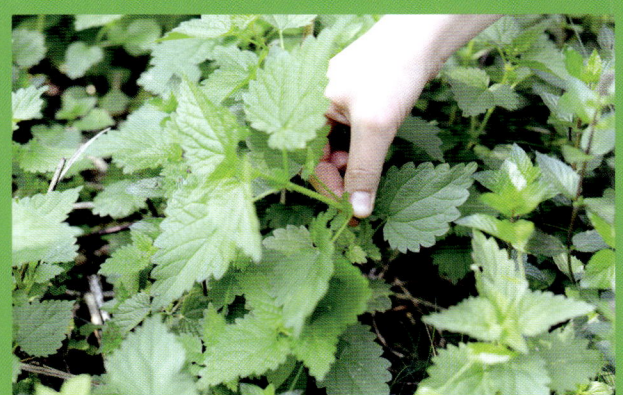
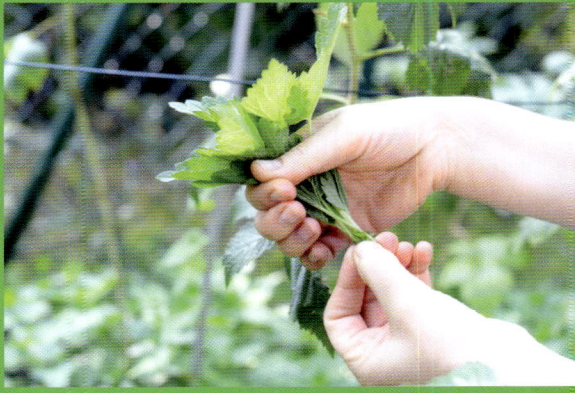

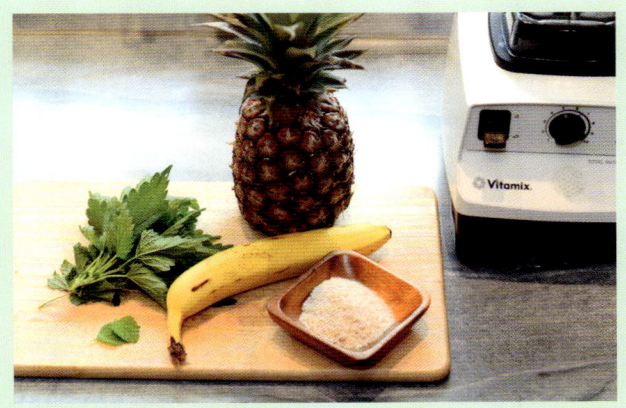
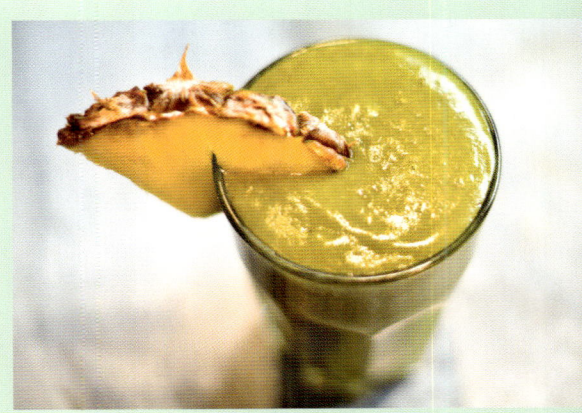

3 reife Birnen

1 Handvoll Spinat

1 Pfefferminzblatt (immer frisch)

1 TL gemahlene braune Hirse

Wasser nach Geschmack

SPINAT MIT BIRNE: GRÜNER SMOOTHIE FÜR SCHÖNE HAUT UND STABILE GESUNDHEIT

Alles im Mixer verarbeiten und gleich trinken! Grüne Smoothies sind gut für Haut und Haar. Segne deine Smoothies und bedanke dich bei dir selbst, dass du dir etwas Gutes tust.

1 Handvoll Spinat

1 Tomate

1 Rote Bete (klein)

1 Zucchini (klein)

1 TL Miso (Sojapaste)

3 getrocknete Tomaten (vorher einweichen)

Etwas Dill oder Petersilie, gern auch beides

1 Stückchen Stangensellerie

½ Tasse warmes Wasser

... und deine Liebe zu dir selbst

LUMIRAS ROHKOSTSUPPE

Alles miteinander mixen. Auf Suppenteller geben und mit gemahlenen Kürbiskernen bestreuen – fertig! Spüre beim Essen dieses leckeren Süppchens, wie es dich verjüngt und stärkt.

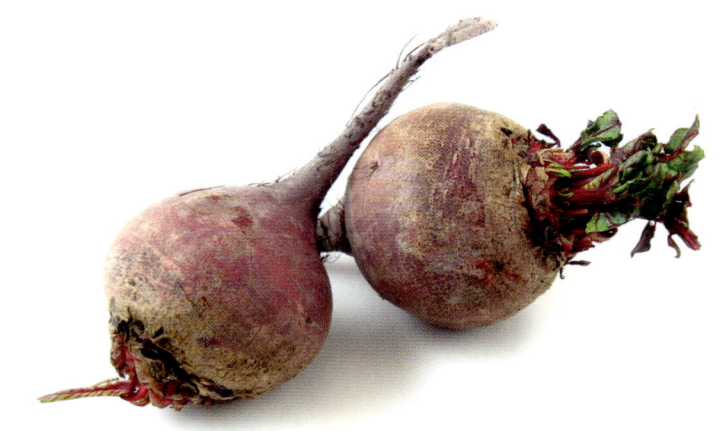

ROTE BETE MIT MEERRETTICH: EINE RUNDE SCHARFE SACHE

Meerrettich mit Roter Bete fein reiben und zusammen mischen, mit Apfelessig, eventuell Salz und Agavendicksaft verfeinern. Die Paste hält sich im Kühlschrank recht lange. Portioniert wie Senf, verfeinert sie einfach alles, das herzhaft schmecken soll. Genieße es!

1 Meerrettich

2 Rote Bete

Apfelessig, Agavendicksaft, Steinsalz nach Bedarf und Geschmack

KRÄUTER-PESTO: SELBSTGEMACHT EINFACH UNWIDERSTEHLICH

Alle Zutaten in einem Mixer durchmischen – fertig! Schmeckt sehr gut als Brotaufstrich – ach, einfach zu allem. Segne es, schicke deine Liebe um den ganzen Planeten herum und lass es dir munden …

1 Handvoll Basilikum

1 Handvoll Petersilie

1 Tasse Cashewnüsse (1 Std. eingeweicht)

Knoblauch nach Geschmack

Etwas Olivenöl

Kräutersalz

MAJONAISE: TUT GUT, IST GUT

Alles mit guten Gefühlen und Wünschen sich im Mixer miteinander verbinden lassen … fertig! Macht aus Salaten und Gemüse ein mild-würziges Gaumenfest. Möge schon das Vergnügen daran deine Schönheit mehren!

1 TL Sonnenblumenkerne

1 TL Senfpulver

1 TL Apfelessig

1 TL Zitronensaft

Pfeffer, Steinsalz nach Geschmack

1 Knoblauchzehe, wenn gewünscht

KETCHUP: ENDLICH MAL ALS GENUSS OHNE REUE

4–5 Tomaten

1 rote Paprika

1 Knoblauchzehe

1 Zitrone

100 g Rosinen

100 g getrocknete Tomaten

1 TL Steinsalz

2 TL Paprikapulver süß

Etwas Weißer Pfeffer

Etwas Zimt

1 Handvoll frische Basilikumblätter

Die Tomaten mit Paprika, Zitronensaft und dem Knoblauch pürieren – dann die restlichen Zutaten dazu geben und alles mixen. Zwei bis drei Stunden stehen lassen und dann erneut mixen. Wenn du es in eine Ketchupflasche füllst, werden deine Kinder eine besondere Freude daran haben. Sollte bald verbraucht werden – schmeckt aber so gut, dass es sowieso nicht lange stehen wird.

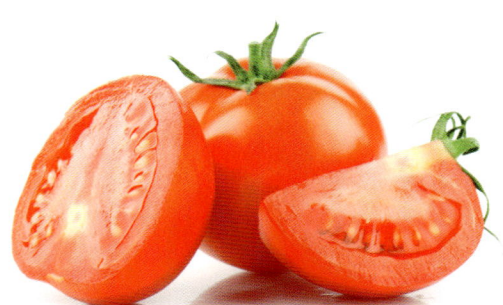

ROTE-BETE-AUFSTRICH FÜR JUGENDLICHE FRISCHE

Alles im Mixer gut durchmischen. Als Brotaufstrich oder zum Gemüse.

2–3 rohe Rote Bete

3–4 Tassen Walnüsse

2 TL Zitronensaft

2 Knoblauchzehen

Etwas Orangensaft

Steinsalz

Pfeffer nach Wunsch

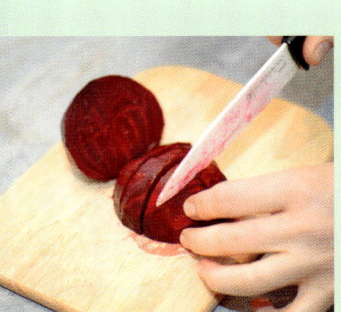
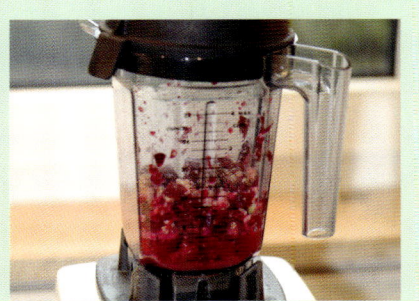
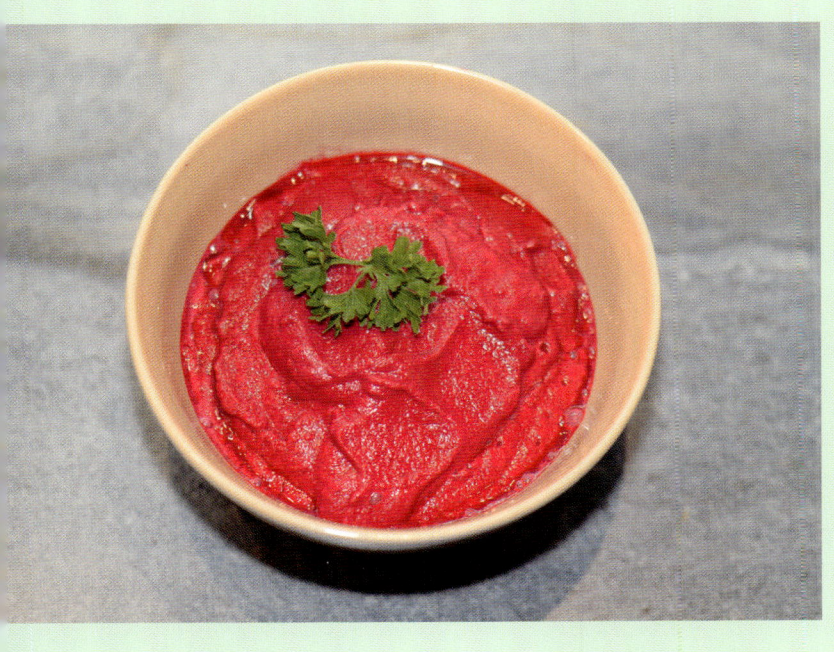
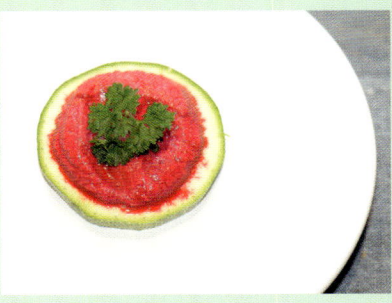
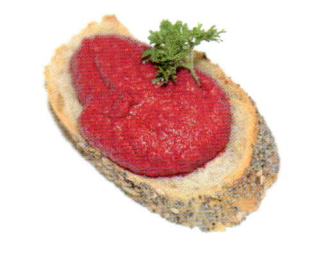

SCHNELLE SAUCE: KANN MAN AUCH GANZ LANGSAM UND BEWUSST GENIESSEN

1 TL gemahlene Sesamsamen oder Leinsamen

1–2 TL Wasser

Saft einer halben Zitrone

Klein gehackte Petersilie und Dill

Alles gut mixen – fertig! Entweder aufs Brot oder damit Salate und Backkartoffeln verfeinern. Erfreue dich am herzhaft-fruchtigen Geschmack und bedanke dich bei dir selbst.

BROKKOLISALAT – DAS MAG ICH GERN!

1 Brokkoli (ca. 500 g)

2 Karotten

1 kleine Knoblauchzehe

Olivenöl

Sojasauce

1 TL Steinsalz

Den Brokkoli waschen und die Röschen kurz herunter schneiden. In eine Schüssel geben. Die Stiele schälen, vierteln und grob raspeln. Die Karotten ebenfalls raspeln. Knoblauch, Steinsalz, etwas Sojasauce und reichlich Öl dazugeben. Alles gut vermischen und über Nacht kühl stellen, damit es schön durchziehen kann.

CHAMPIGNON-BASILIKUM-FANTASIE

Champignons in Scheiben schneiden, Zwiebel würfeln, Basilikum klein schneiden, Knoblauchzehe auspressen und Saft dazugeben, salzen. Möge es dir Glück und Gesundheit bringen!

250 g Champignons

1 große Zwiebel

1 Bund Basilikum

Kräutersalz

HERRLICHER AVOCADOAUFSTRICH

Schäle und entkerne die Avocado und zerdrücke das Fruchtfleisch. Presse die Zitrone aus, hacke die Petersilie ganz fein, auch den Knoblauch und verrühre alles mit dem Avocadofleisch. Schmecke mit Salz und Pfeffer ab.

1 reife Avocado

½ unbehandelte Zitrone

½ Bund Petersilie

1-2 Knoblauchzehen

Salz

Pfeffer

AVOCADO–MANGO-AUFSTRICH

Avocado und Mango von Kern und Schale befreien. Zitrone in heißem Wasser waschen, die Schale fein abreiben, den Saft auspressen und mit Avocado, Mango, Agavendicksaft und Mandelmus fein pürieren.

1 Avocado

1 Mango

½ unbehandelte Zitrone

1 TL Agavendicksaft

50 g Mandelmus

BANANE IN ENTZÜCKENDEM PFLAUMENMIX

Für eine Portion:

1 Banane

2 Scheiben Melone

2 Pflaumen oder 4 Zwetschgen

Pflaumen oder Zwetschgen entkernen und im Mixer zu Mus pürieren. Die Banane schälen und auf den Teller legen. Melone in Würfel schneiden und um die Banane drapieren. Mit dem Pflaumenmus übergießen. Entzückend für Augen und Zunge!

CHICORÉE-SALAT: LEBEN FÜR DIE LEBER UND ZÄRTLICHKEIT FÜR DIE ZUNGE

150 g Chicoree

1 Apfel

1 Orange

1 Zitrone

1 EL Mandelstifte

1 EL Öl

Salz

Öl mit ausgepresstem Zitronensaft in eine Schüssel geben. Chicoreeblätter ohne das Mittelstück waschen, in kleine Stücke schneiden und dazugeben. Apfel und Orange schälen und ebenfalls in keine Stücke schneiden, untermengen. Den Salat etwa eine Stunde lang ziehen lassen. Mit Mandelstiften bestreuen und servieren. Wohl nichts stärkt und regeneriert die Leber besser als bittere – und gleichzeitig gut verträgliche _ Substanzen. Sie spielen eine wichtige Rolle beim Fettstoffwechsel.

ZUCCHINI-SALAT: LEICHT UND LECKER

1 mittelgroße Zucchini

10 Cherry-Tomaten

Für die Sauce:

100 g Walnüsse

Saft einer Zitrone

1 Knoblauchzehe

4 EL Sonnenblumenkerne

Zucchini in dünne Streifen in Spaghetti-Form schneiden (Gemüsehobel mit Spezialeinsatz). Die Cherry-Tomaten halbieren oder vierteln. Die Zutaten für die Sauce fein pürieren und abschmecken. Zucchini und Tomaten mit der Sauce vermengen.

2 Tomaten

2 EL fein gehackter Oregano

Himalaja-Salz

Pfeffer

ZUCCHINI-AUFSTRICH

Alles in den Mixer, das Gerät seine Arbeit tun lassen. Schmeckt gut – tut gut. Sehr geschmacksharmonisch zu Kartoffeln und Brot.

2 Zucchini

3 Karotten

1 Zwiebel

4 Tomaten

1 rote Paprika

4 EL Leinsamenöl

Salz

Pfeffer

1 Tasse liebevolle Gedanken

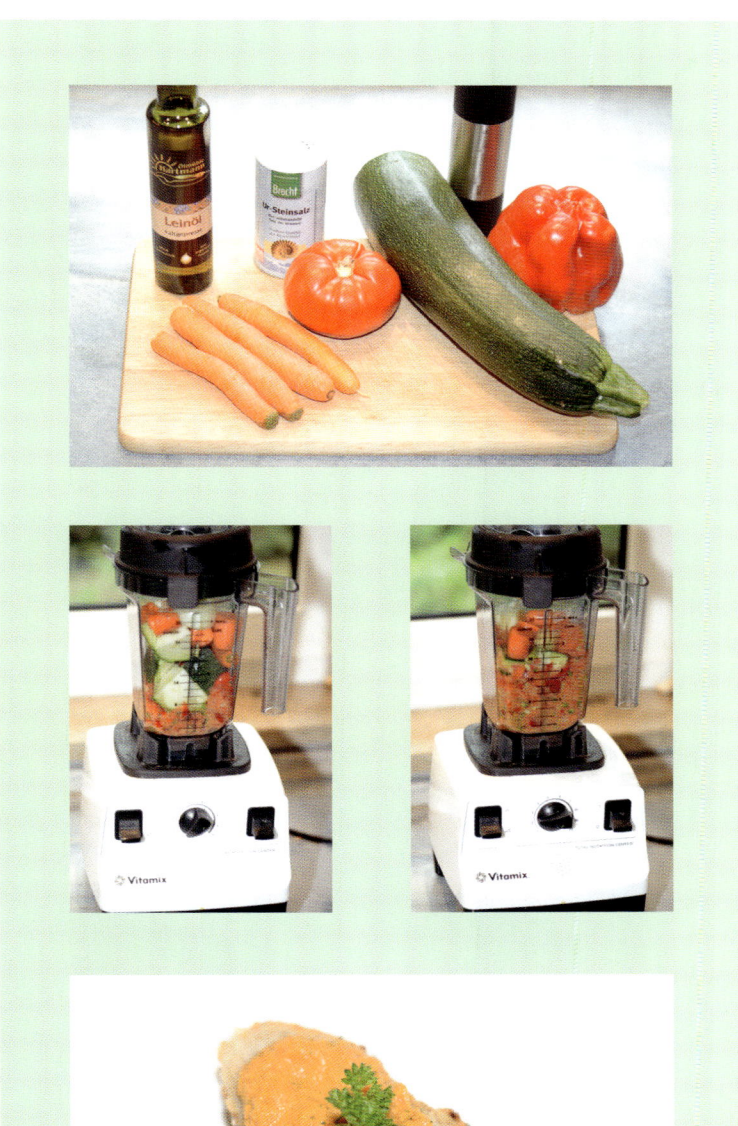

Ernährung für die Schönheit

KAROTTEN-APFEL-SALAT FÜR DIE GÖTTINNEN

4–5 mittelgroße Karotten

2 Äpfel

Eine Handvoll Rosinen

3 EL Mandelmilch

1 EL Leinsamenöl

6 Blüten der Kapuzinerkresse

Karotten und Äpfel fein raspeln. Mit Rosinen, Mandelmilch und Leinsamenöl vermengen. Mit den wunderschönen Blüten der Kapuzinerkresse dekorieren. Die isst du aber mit – sie sind leicht pfeffrig auf der Zunge. Genieße dein Essen und fühle, wie es deine innere Kraft wachsen lässt. Und du dich als Göttin über dich selbst erhebst.

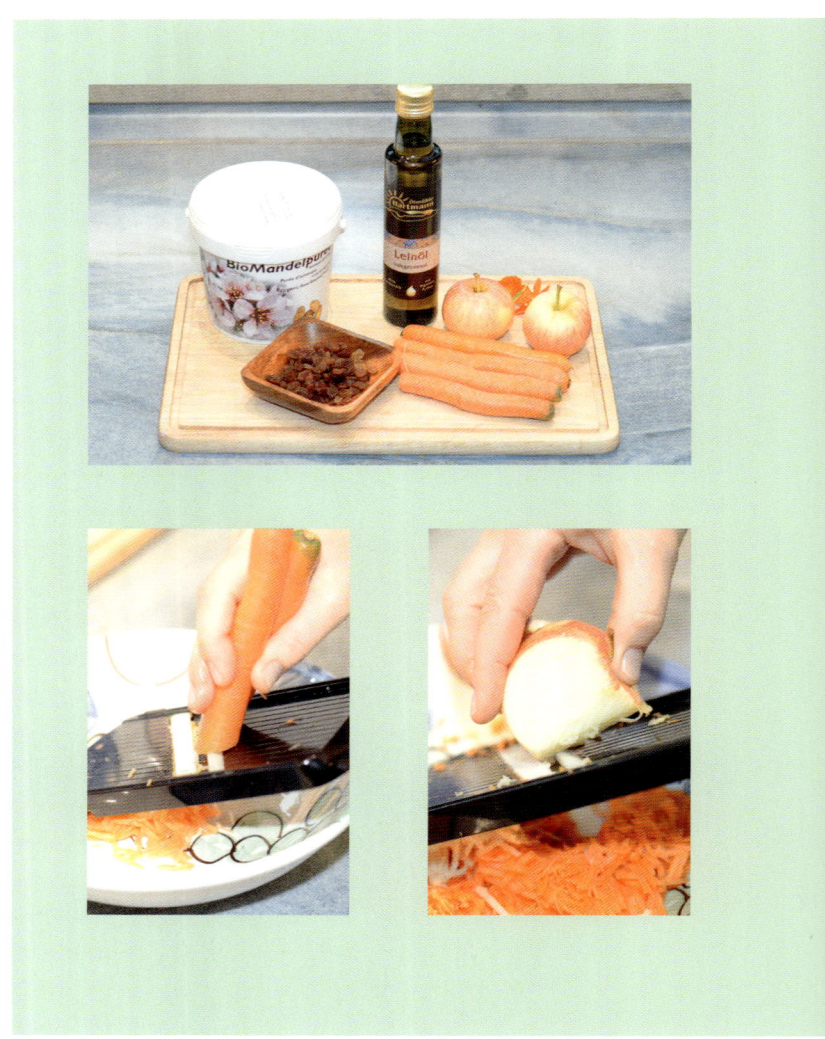

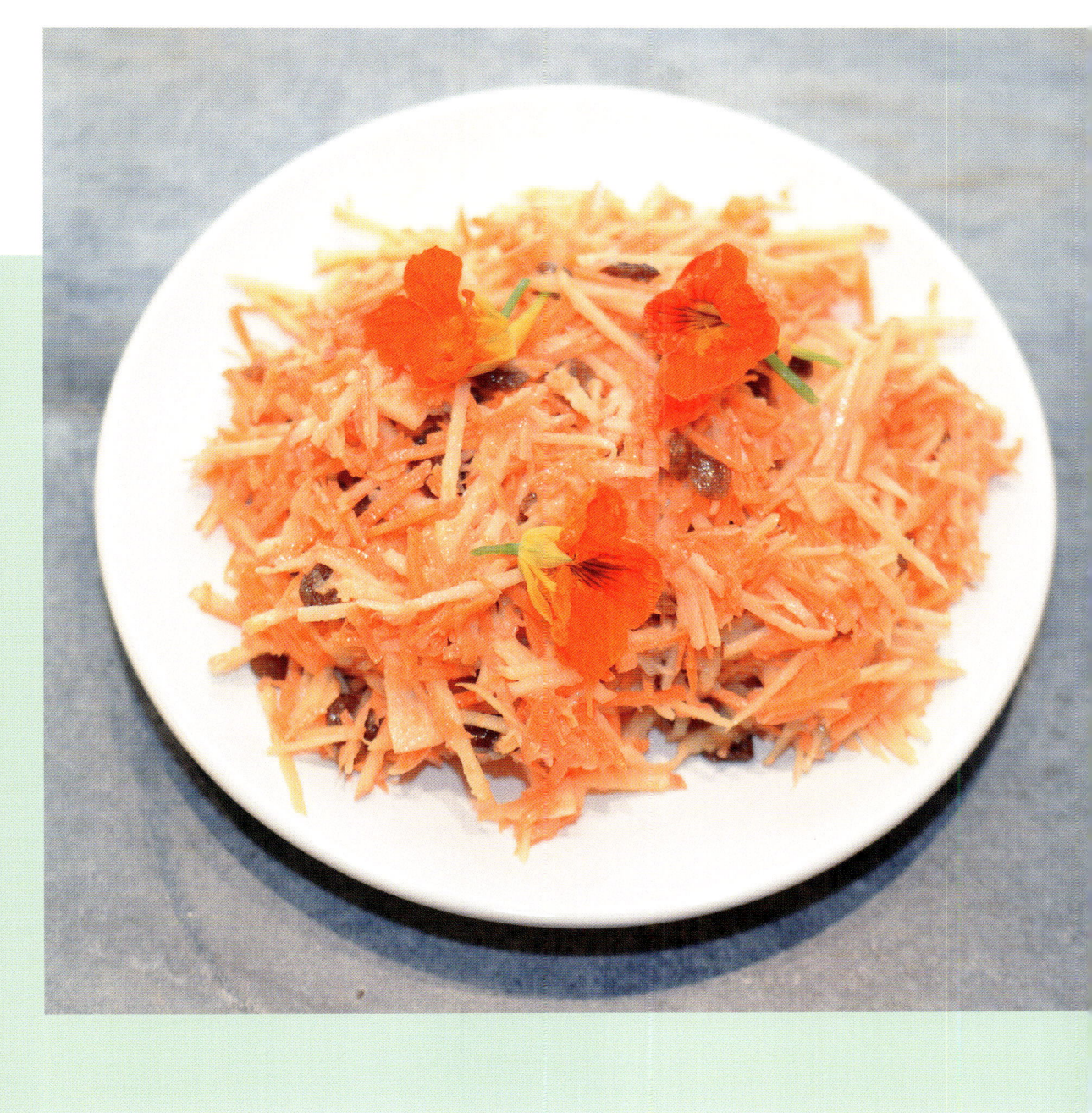

GEMISCHTER SALAT
»FÜLLE DES LEBENS«

1 Gurke

2 Tomaten

1 Karotte

1 Kopfsalat

1 Paprika

Kräuter aus dem Garten

1 Handvoll eingeweichte Sonnenblumenkerne

4 EL Mandelmilch

1 EL Walnussöl

1 EL Balsamico-Essig

Pfeffer und Kräutersalz

Alles waschen, putzen und klein schneiden. Mit den Kernen, der Mandelmilch sowie Essig und Öl vermengen und würzen. Bedanke dich für diese Fülle und segne dein Essen, dann schmeckt es noch besser! Die Natur gibt uns ihre Gaben in erstaunlicher Vielfalt und mit anmutiger Schönheit, um unsere Bedürfnisse zu stillen.

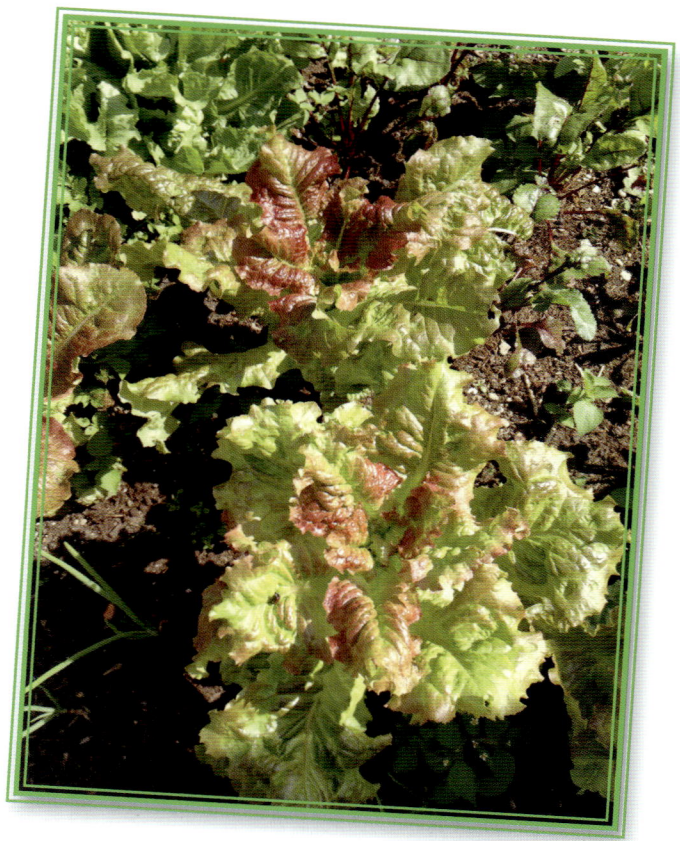

REGENBOGEN-MANDELMILCH

Du musst nicht zum Ende eines Regenbogens laufen, um dort – neben dem legendären Topf mit Gold – auch noch eine Schüssel Wasser zu finden. Gib einfach Wasser in eine Schüssel, halte die Hände darüber und stell dir vor, wie aus der Mitte deiner Handflächen das Licht eines wunderschönen Regenbogens in das Wasser fließt …

»Möge dieses Wasser sich mit Regenbogenenergie aufladen. Danke!«

Darauf die gewaschenen Mandeln hineingeben und zugedeckt über Nacht ziehen lassen. Am kommenden Tag wird das Ganze im Mixer zerkleinert. Mit wenig Wasser wird es eher ein Mandelmus, mit mehr Wasser Mandelsahne und mit noch etwas mehr Wasser schließlich Mandelmilch. Mit Salz und rohem Agavensaft verfeinern. Passt sehr gut zu Salatsoßen, als Sahne-Ersatz in Suppen und Saucen. Sehr schmackhaft auch zu Nachspeisen oder als Drink mit Obstzusatz.

200 g Mandeln

»Regenbogenwasser«

Eine Prise Steinsalz

Etwas roher Agavensaft

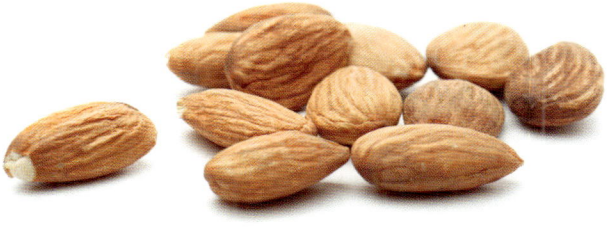

ES DARF AUCH MAL WAS SÜSSES SEIN: GRUNDREZEPT FÜR PRALINEN

Für die Grundmasse:

1 Hälfte Rosinen oder Datteln, oder getrocknete Feigen (auch gemischt möglich)

1 Hälfte Mandeln

Fürs Aroma:

Geraspelte Orangenschalen, Vanille, Zimt, Kardamon, Nelken, Kakao (wahlweise, sich ergänzend)

Zutaten für die Grundmasse am besten mit geeignetem Entsafter (z. B. GeenStar, Keimling Versand) verarbeiten. Oder in einem Mixgerät so lange mixen, bis größere Teigstücken entstehen. Jetzt kann man die Aromen dazugeben. Die fertige Teigmasse zu Kugeln formen. Zum Schluss in Kokosraspeln und/oder Carobpulver wälzen.

Diese Pralinen schmecken jedem – es ist immer ein Höhepunkt für meine Gäste. Alle fragen sofort nach dem Rezept.

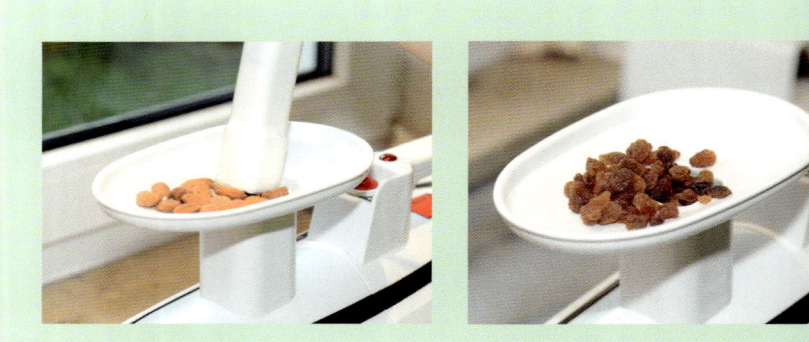

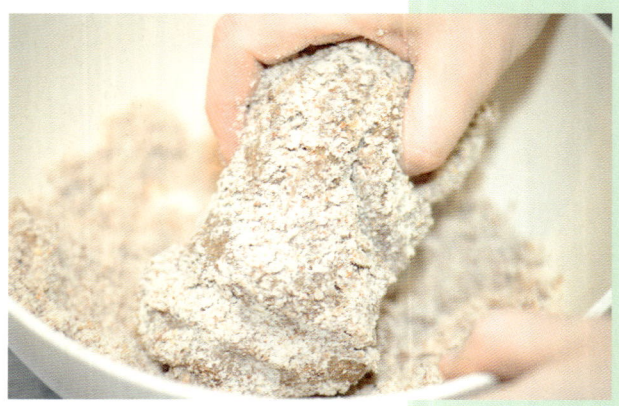

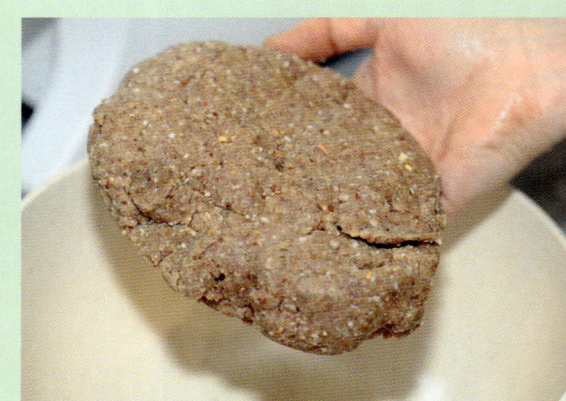

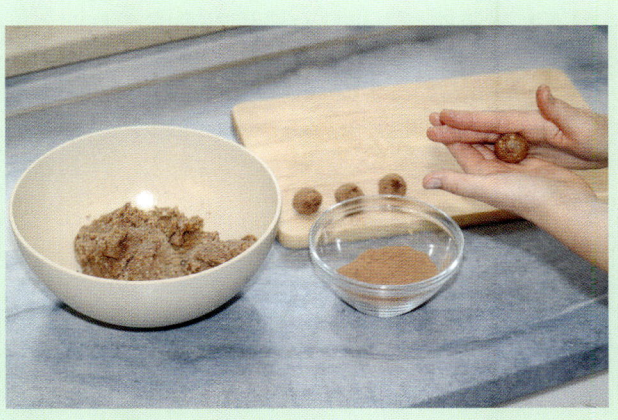
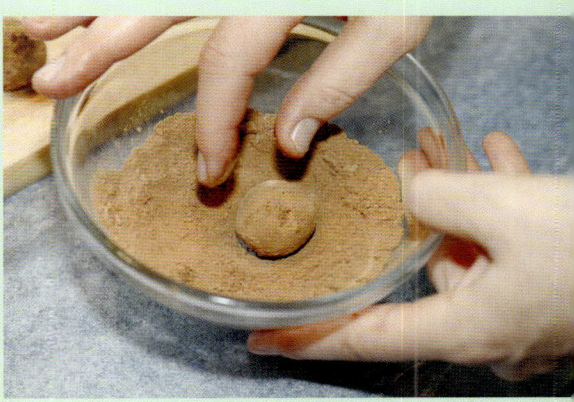

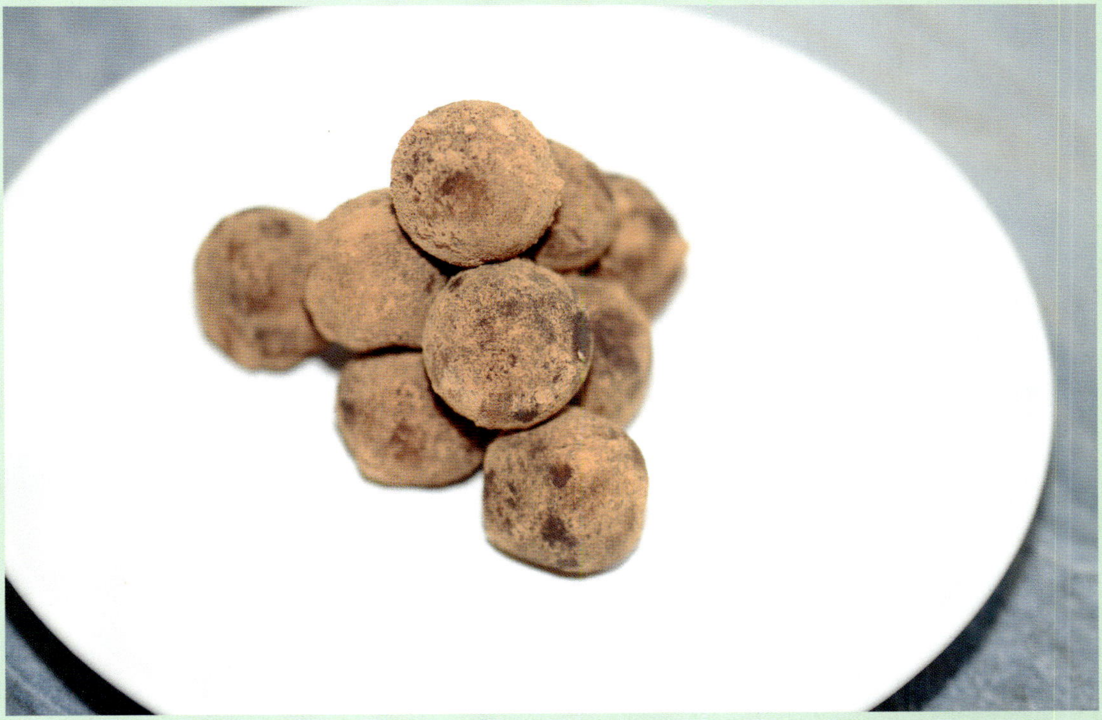

Die Grundmasse kann auch als Teig für Tortenboden verwendet werden.

TIPP

KRÄUTERSALZ – NATÜRLICH SELBST-GEMACHT

Das bauchst du praktisch für alles Herzhafte, was du kochst und zubereitest. Nimm zur Herstellung Steinsalz und vermenge es mit deinen Lieblingskräutern: Dill, Petersilie, Liebstöckel, Thymian, Majoran, Sellerie, Bohnenkraut, Oregano, Basilikum, Koriander, Bärlauch, Löwenzahnblätter, Ysop, Beifuß, Brennnessel … was du willst. Im Prinzip kannst du alle Küchenkräuter hernehmen, die im Garten oder auf dem Balkon wachsen. Beliebte spezielle Geschmacksrichtungen sind zum Beispiel Sellerie- und Petersiliesalz. Oder du kreierst deine eigene »wilde Mischung«.

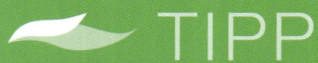

TIPP Die ideale Erntezeit für alle Kräuter sind Vollmond- und Mond-im-Skorpion-Tage.

Lege die gesammelten Kräuter zum Trocknen auf ein Stofftuch. Petersilie, Sellerie und Liebstöckel kannst du vorher klein schneiden. Wenn alles durchgetrocknet ist, mahle es in einer Kaffeemühle zu Pulver und mische es mit dem Salz. Das klassische Mengenverhältnis ist fifty-fifty, du kannst aber nach deinem eigenen Geschmack mehr von dem einen oder dem anderen nehmen.

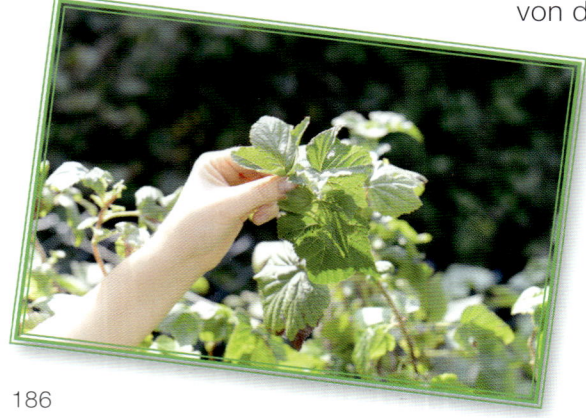

GEKOCHTE NAHRUNG:
EINE WOHLTAT FÜR GROSS UND KLEIN

Wie gesagt: Ich habe es ausschließlich mit Rohkost versucht, aber mein Körper signalisierte mir, dass ich nicht zu streng mit ihm sein darf. Und ich kann sagen, dass auch meine Lieben unsere vegane Ernährung noch mehr schätzen, wenn sie regelmäßig etwas »Warmes in den Bauch bekommen«.

ROTE BETE-KOKOSMILCHSUPPE FÜR MEHR LIEBESLUST

Rote Bete schälen und klein schneiden. Blätter und Stiele waschen und ebenfalls klein schneiden. Kartoffeln schälen und würfeln. Alles in den Topf geben und mit Wasser bedecken. Zitronengras, Ingwer und Gemüsebrühe (bitte glutenfrei! Schmeckt genauso gut und ist gesünder) dazu geben und gar kochen. Mit dem Pürierstab pürieren und Kokosmilch hineingießen, noch einmal aufkochen und vom Herd nehmen. Schicke Gedanken der Liebe in die warme Suppe hinein, dann schmeckt sie gleich nochmal so gut!

2 Rote Bete mit Stielen und Blättern

4 Kartoffeln

1 MS Koriander

2 große Blätter Zitronengras oder Zitronengraspulver

1 Scheibchen Ingwer

Gemüsebrühe

Eine Dose Kokosmilch

PASTINAKEN-KAROTTEN-SUPPE MIT KOSMISCHEM LICHT

1 Liter Lichtwasser

400 g Pastinaken

250 g Karotten

100 g Kartoffeln

2 EL Kokosöl

1 MS Koriander, gemahlen

5 EL Mandelpüree

Gemüsebrühe zum Würzen

Salz

Pfeffer

Manche Menschen wollen tatsächlich zum Mars, und dort werden sie wahrscheinlich nur noch Tütensuppe zu essen bekommen. Wir dagegen essen schmackhaft und gesund und pflegen ein natürliches Verhältnis zum Universum. Etwa, indem wir uns das kosmische Licht in unsere Nahrung holen. Und zwar so:

Gib das Wasser in den Topf. Halte die Hände darüber und stell dir bildlich vor, wie ein kosmischer Lichtstrahl durch deine Hände ins Wasser strömt und es energetisiert. Dann segne alle Zutaten, die du bereitgelegt hast, und beginne mit der üblichen Zubereitung:

Gemüse in grobe Würfeln schneiden und in Öl andünsten. Lichtwasser dazu geben, mit Gemüsebrühe würzen und zehn Minuten weichkochen. Dann alles pürieren, das Mandelpüree einrühren und mit Salz, Pfeffer und Koriander abschmecken.

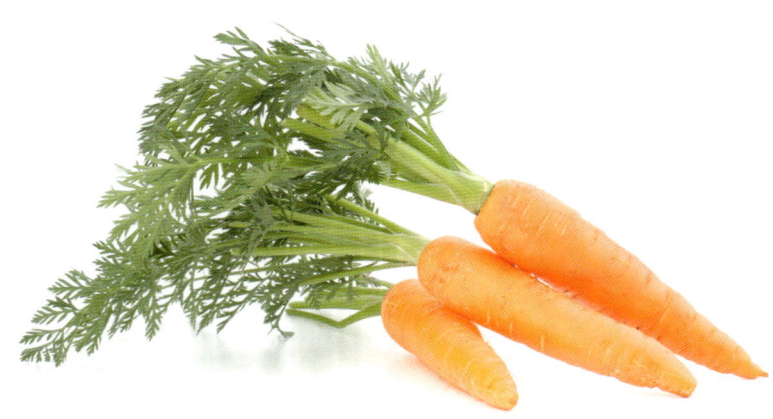

KÜRBISSUPPE FÜR SCHÖNE GEDANKEN UND SCHÖNES GESICHT

Den Kürbis waschen und den Strunk abschneiden, dann halbieren oder vierteln. Die Kerne entfernen. Kartoffeln und Karotten schrubben (nicht schälen!) und in Stücke schneiden.

1 Hokkaido-Kürbis

3-4 Kartoffeln

2 Karotten

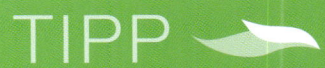

TIPP

Der Hokkaido-Kürbis kann übrigens mit Schale verarbeitet und gegessen werden. Und natürlich auch die Kartoffeln mit Schale verwenden. Sie müssen dazu allerdings von ansprechender Qualität sein.

Den Lauch und die Sellerie ebenfalls putzen und in kleine Stücke schneiden. Den Strunk der Peperoni entfernen und mitsamt den Kernen kleinschneiden. Wer es nicht so scharf will, entfernt die Kerne. Ingwer entweder sehr klein schneiden oder im Stück lassen und vor dem Servieren herausfischen.

Alle vorbereiteten Zutaten in einen Topf geben und gut mit Wasser bedecken. Mit Brühe, Kräutern und Pfeffer würzen. Zum Kochen bringen, dann auf kleiner Flamme köcheln lassen, bis der Kürbis und die Kartoffeln weich sind. Die Suppe im Mixer oder mit dem Mix-Stab pürieren und mit Orangensaft verfeinern. Mit Boretschblüten verzieren. Hmmm …

½ Stange Lauch

3 Selleriestängel

1 kleine Peperoni

Ingwer

Pfeffer

Kräuter aus dem Garten

Gemüsebrühe

Saft von 2 Orangen

Mehrere Boretschblüten

Ernährung für die Schönheit

RUSSISCH-UKRAINISCHE BORSCHTSCH-SUPPE: MACHT GLÜCKLICH UND FROH

300 g Bohnen
1 Zwiebel
2 Rote Bete
2 Karotten
1 Paprika
700 g Weißkohl
3 EL Tomatenmark
½ Bund Petersilie
½ Bund Dill
2,5 Liter Wasser
Gemüsebrühe
Pfeffer
3–4 Lorbeerblätter
1 TL Bohnenkraut

Borschtsch kann bis zu zwei Tagen im Kühlschrank aufbewahrt werden, deswegen wird er bei uns gleich in großer Menge in einem großen Topf gekocht.

Gib die lange genug eingeweichten Bohnen zusammen mit Lorbeerblättern und Bohnenkraut in einen Suppentopf, und koche sie, bis sie fast gar sind.

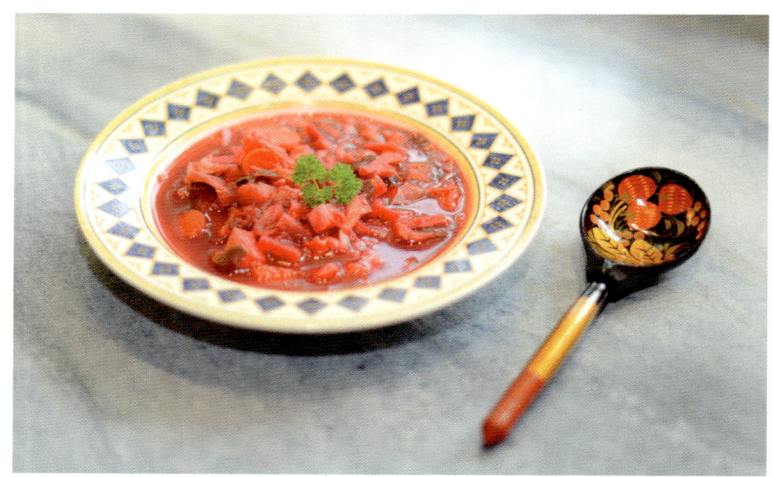

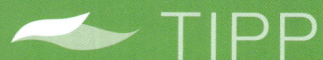

Die hiesige Hausfrauenregel lautet, Hülsenfrüchte müssen über Nacht einweichen. Ein Erfahrungswert der Küche meiner alten Heimat, wo Bohnen, Linsen und ihre ebenso nahrhaften wie gesunden Pflanzenverwandten sehr häufig zubereitet wurden, besagt jedoch: Hülsenfrüchte werden am besten vertragen, wenn die Einweichzeit 40 Stunden beträgt. Und: In dieser Zeit das Wasser immer wieder wechseln!

Rote Bete schälen, Karotten schrubben und klein raspeln, Zwiebeln schälen, Paprika entkernen und klein schneiden, Weißkohl raspeln. Gib das alles zu den Bohnen und schmecke mit Gemüsebrühe oder einfach mit Salz und Pfeffer ab. Wenn das Gemüse gar ist, Tomatenmark und geschnittenen Dill sowie Petersilie dazugeben. Herdplatte ausschalten und 10 Minuten nachziehen lassen.

In Russland ist es üblich, frischen Dill zu verwenden. Man trocknet auch den ganzen Dillstängel mit Samenstand, um ihn im Winter für die Suppen zu verwenden. Die Stängel werden gleich von Anfang an mitgekocht. Damit sie beim Umrühren nicht stören, bindet man sie vorher zu einem kleinen Bund, den man dann vor dem Essen auch einfacher wieder herausnehmen kann. Dieser kleine Kniff gibt einen ganz köstlichen Geschmack.

TIPP Am nächsten Tag schmeckt eine Suppe nochmals besser!

Borschtsch-Suppe schmeckt auch ohne Bohnen, dazu einfach dieses ganze Rezept ohne Bohnen kochen! Bedanke dich jetzt bei dir selbst, bei dieser leckeren Speise und wünsche dir einen guten Appetit!

RUNDUM GLÜCKLICH MIT HIRSEBRATLINGEN

125 g Hirse
1 Karotte
1 Zwiebel
1 Knoblauchzehe
Kräuter
Salz
Pfeffer

Hirse erst warm, dann kalt waschen, mit doppelter Menge Wasser aufgießen und gar kochen. Hirsebrei abkühlen. Zwiebel, Karotte und Knoblauch in Kokosöl andünsten, mit Mixerstab pürieren, zum Brei dazugeben und gut durchmischen. Daraus Bratlinge formen und in einer Email-Bratpfanne im Kokosfett braten. Die Bratlinge schmecken so lecker, dass man nicht genug davon bekommt.

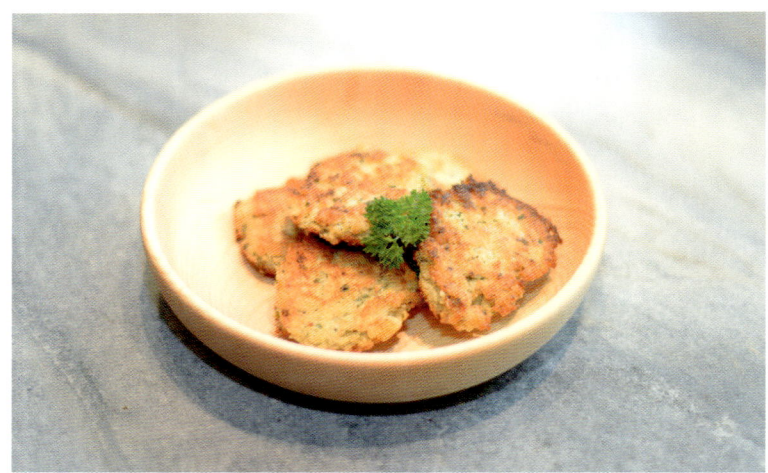

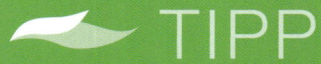

Ich koche immer mehr Hirse, als für eine Beilage zu einer Hauptmahlzeit gebraucht wird. Den Rest verwende ich am nächsten Tag für Bratlinge.

Das gleiche Rezept kann man auch mit Buchweizen als Grundmasse verwenden – das Ergebnis ist genau so nahr- und schmackhaft.